国民金融教育之中老年五德财商智慧丛书

国民金融教育之中老年五德财商智慧丛书

中国证券监督管理委员会四川监管局　指导编制

千金难买老来健

健康财富智慧

1

潘席龙　　祖强　主编

四川人民出版社

图书在版编目（CIP）数据

千金难买老来健：健康财富智慧 / 潘席龙，祖强主编 . — 成都：四川人民出版社，2021.4
（国民金融教育之中老年五德财商智慧丛书 / 潘席龙主编）
ISBN 978-7-220-12277-4

Ⅰ.①千… Ⅱ.①潘…②祖… Ⅲ.①中年人—保健—基本知识②老年人—保健—基本知识 Ⅳ.① R161

中国版本图书馆 CIP 数据核字 (2021) 第 058482 号

QIANJIN NAN MAI LAO LAI JIAN: JIANKANG CAIFU ZHIHUI

千金难买老来健：健康财富智慧

潘席龙　祖　强　　主编

出 品 人	黄立新
策划组稿	王定宇　何佳佳
责任编辑	王定宇
封面设计	李其飞
版式设计	戴雨虹
责任校对	梁　明
责任印制	王　俊

出版发行	四川人民出版社（成都槐树街 2 号）
网　　址	http://www.scpph.com
E-mail	scrmcbs@sina.com
新浪微博	@ 四川人民出版社
微信公众号	四川人民出版社
发行部业务电话	（028）86259624　86259453
防盗版举报电话	（028）86259624
照　　排	成都木之雨文化传播有限公司
印　　刷	四川机投印务有限公司
成品尺寸	170mm×230mm
印　　张	11.5
字　　数	105 千字
版　　次	2021 年 4 月第 1 版
印　　次	2021 年 4 月第 1 次印刷
书　　号	ISBN 978-7-220-12277-4
定　　价	48.00 元

　　"财商"指认识、创造和驾驭财富的智慧。2019 年，西南财经大学财商研究中心率先提出了融合我国传统"五常"与美国财政部"五钱之行"的"五德财商"体系。认为德不仅是财之源，更是保有和用好财富的基本准则。

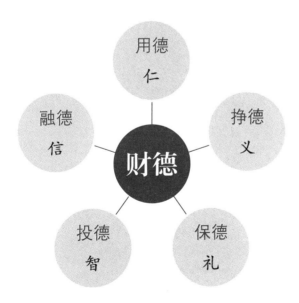

在五德财商体系中，财德五分、各有其常；五常之行、为财之本。其中：用钱之德源于仁、挣钱之德源于义、保钱之德源于礼、投钱之德源于智、融钱之德源于信。

五常"仁义礼智信"，一方面是判断财经行为是否符合财德要求的标准，此所谓君子爱财取之有道；另一方面，也表明只有符合财德标准的行为，才能积累财德，正如"行善积德穷变富，作恶使坏富变穷"。其他诸德，亦是如此。

全世界 60 岁以上老年人口总数已达 6 亿。全球有 60 多个国家的老年人口达到或超过人口总数的 10%，步入了人口老龄化社会行列。人口老龄化的迅速发展，引起了联合国及世界各国政府的重视和关注。20 世纪 80 年代以来，联合国曾两次召开老龄化问题世界大会，并将老龄化问题列入历届联大的重要议题，先后通过了《老龄问题国际行动计划》《十一国际老年人节》《联合国老年人原则》《1992 年至 2001 年解决人口老龄化问题全球目标》《世界老龄问题宣言》《1999 国际老年人年》等一系列重要决议和文件。

根据联合国人口大会（WPP）预计，2045—2050 年我国人均预期寿命将达到 81.52 岁，接近发达国家平均水平（83.43 岁）。到 2040 年，我国 65 岁以上老人占比将超过 20%，也就是每 5 个人中就有 1 个是 65 岁以上的老人。为此，我国政府再次修订了《中华人民共和国老年人权益保障法》，制定了《"十三五"国家老龄事业发展和养老体系建设规划》，出台了《老年人照料设施建筑设计标准》《无障碍设计规范》等相关政策，积极应对可能出现的各种新问题。

面对老龄化的巨大挑战，只靠政府行动是远远不够的。我们中老年人必须主动行动起来，运用能力、智慧为自己的晚年生活做好充分的准备。随意翻看每天的相关报道和新闻，不难看到老年人投资理财被骗、落入保健品虚假宣传陷阱、遭遇意外失能，或子女因为遗产问题而在老人葬礼上大打出手之类的事件，这表明我们的社会还没有做好迎接人口老龄化的全方位准备。

现在进入中老年阶段的人，多出生于20世纪70年代以前。受时代和社会发展进程的局限，除非自己从事相关专业的工作，大多数中老年人对健康养生以及理财、保险、财产继承等相关领域的知识，都没有接受过系统教育，甚至有许多中老年人误听误信了道听途说、似是而非的信息，凭感觉去处理保健、理财、保险和遗产等问题，给自己和家庭造成了不可挽回的损失。

不可否认，年龄是经历、是阅历、是感悟、是体验，也是我们积累的人生智慧。然而，术业有专攻，时代也在进步。对我们这代中老年人来说，很难真正做到人过中年"万事休"，因为跟不上时代的步伐，就意味着我们真正的"老"了，要被时代淘汰了，自己的养老问题也不再受自己控制而要仰仗他人了。这对我们这一代靠自己拼搏奋斗走过来的中老年人来讲，是很难接受的。

"老吾老以及人之老"，西南财经大学财商研究中心、华西证券股份有限公司和成都爱有戏社区发展中心共同打造了本套中老年人财商智慧丛书。丛书共分四册，分别针对中老年人共同面临的健康管理、投资理财、风险防范和财富传承四个方面的主要问题。

第一册《千金难买老来健》，集中讨论了中老年人的亚健康、心理健康、保健食品、保健用品、医食同源、中老年健身及如何避免各种保健陷阱、误区等问题。

第二册《谁也别想骗到我》，针对的则是中老年人如何识别和规避理财中可能遇到的"杀猪盘"、金融传销、非法集资等骗局，如何掌握中老年人投资理财的基本原则，对中老年人家庭财富的配置方法、常用的一些中低风险金融产品也做了系统的介绍。

第三册《颐养有道享平安》，对中老年人面临的主要风险，如财务风险、疾病风险、意外伤害风险等，所适用的财产和人寿保险、重疾与其他保险的搭配等进行了介绍；对可能存在的保险陷阱、社保与商业保险应如何配合、家庭保险的配置与调整等做了讲解。

第四册《财德仁心永留传》，主要针对中老年人物质与精神财富的传承问题，包括民法典中对继承问题的规定，遗嘱的订立、修改和执行，以及如何防止子女不孝、如何在不同继承人之间做好平衡、如何防止"败家子"等社会现象和问题。

整套丛书都从中老年人身边发生的案例故事讲起，透过现象看本质，在剖析了相关原因后，分步骤地说明了正确的做法。它们既生动、有趣，也有理论性和操作性；既是一套财商"故事书"，更是一套提升中老年朋友财商智慧的工具书。

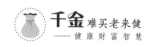

　　本套丛书既适合中老年读者自己阅读，也可作为中老年朋友之间互相馈赠的礼品，更推荐年轻的子女们买给自己的父母和长辈，让丛书帮助你们来规劝部分"固执"的父母和长辈，在提升全家财商智慧的同时增进家庭的和谐与幸福。

　　丛书付印之际，要特别感谢西南财经大学曾康霖教授、刘锡良教授和王擎教授在本套丛书写作过程中的关心和支持；感谢中国证券监督管理委员会四川监管局的刘学处长在政策方面的指导和把关；感谢华西证券股份有限公司梁群力总经理、唐岭主任的倾力相助；感谢成都爱有戏社区发展中心杨海洋先生和刘飞女士的大力支持；最后，要诚挚感谢四川人民出版社王定宇女士在创意、设计和市场规划方面的全力帮助！

　　对丛书有任何建议和批评，诚请联系 panxl@swufe.edu.cn，不胜感激！

2021 年 3 月于成都

目 录

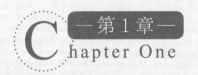

—第1章—

Chapter One

身体健康与亚健康

Speaking of which
说在前面的话

人们常说，"前四十年拿命换钱，后四十年拿钱换命"；还有人说，"三十年存的钱，最后三十天全花光了"。

这些说法，都充分说明一个问题：健康无疑是人生十分宝贵的财富；而且一定程度上，再多的物质财富，也未必能换得到健康财富！

正如人们常说的，长寿100年，健康就是那个"1"，这个1倒下了，剩下的就只是两个"0"！

人到中老年，如何正确看待健康状况的变化，如何科学保养好自己的身体，如何正确处理健康财富和其他财富的关系？这一章，我们将和各位中老年朋友一起来探讨交流。

开始前，我们要牢记一个事实：连秦始皇都做不到用财富换长寿，作为普通人，就更不要奢望先牺牲健康忙挣钱、再用钱去换健康——健康是养来的，不是换来的！

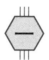

赵大爷的健康困惑

辛苦工作 30 多年的赵大爷，终于迎来了退休的闲暇时光。最初一阵不用上班的轻松劲过了后，看着以前的小同事们都在忙进忙出，自己却无所事事，他心里不免升起一阵落寞。

退休前，赵大爷先在办公室负责接待，后期在工会里做退休人员的安排，也算是对退休生活有所准备。几十年来，赵大爷工作刻苦、办事认真，经常熬夜加班，还时常因为接待原因，不得不在外面吃饭、喝酒，曾好几次被评选为单位的"劳动楷模"。但长年累月的高强度工作和应酬，让赵大爷的颈椎、腰椎、关节等出现了过度劳损的症状，肠胃也落下了不少小毛病。

除了心情低落，赵大爷最近总感觉身体不舒服，但又没有哪里痛；到医院检查一圈，却被诊断为"没病"。他很担心自己是不是有什么大病没查出来。这种担心，弄得他近两

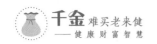
个月来，常常失眠，家人反复劝解也没什么效果。

直到医生告诉他"没病不等于健康，还可能是亚健康"，赵大爷才知道，自己原来很可能是处于"亚健康"状态。

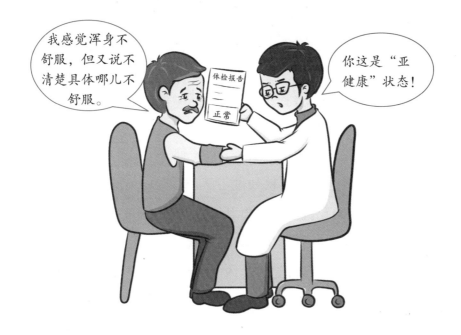

回到家后，赵大爷对"亚健康"一词有些疑惑，于是在网上搜索有关"亚健康"的文章。网络文章中对"亚健康"的危害夸大其词的描写，看得赵大爷直冒冷汗。

赵大爷没有意识到，这些网络文章其实是为了博取点击量而故意夸大其词，并不能完全相信。本来没啥事的赵大爷，

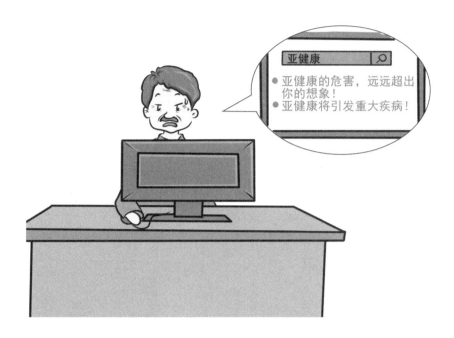

看了这些文章后成天更加疑神疑鬼、情绪低落，整天闷在家里长吁短叹，就像真得了什么大病一样。有一天，社区卫生院的医生到小区进行医疗健康普及工作，老伴赶紧拖着他去向医生做了咨询。

医生笑着告诉赵大爷，他这种"亚健康"症状较为常见，并耐心地给他讲解："年轻时候的身体就像一辆新买的汽车，随着开车的时间和次数增多，以及一些不规范的开车习惯，久了会导致汽车的内部出现一些小问题，比如发动机声音沉闷、某些部件老化等。虽然从外观和大的方面看起来，汽车

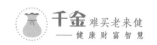

没啥大问题，但如果不对这些小问题进行及时排查和处理，则可能进一步导致汽车的损坏。我们的身体'亚健康'，其实和汽车部件的磨损是同样的道理。"

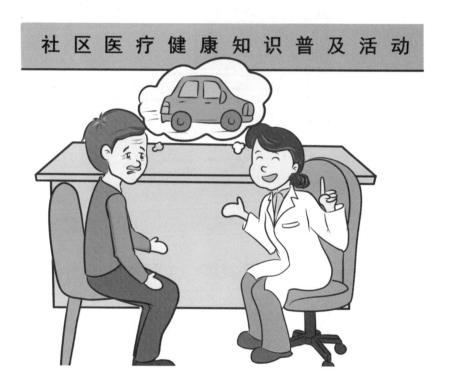

"亚健康的症状因人而异，常表现为心理性、肠胃性、睡眠性、疼痛性和体质性等亚型。例如，心理性亚健康可表现为：情绪不好、空虚消极、恐惧不安、烦躁易怒、抑郁忧

虑等；肠胃性亚健康可表现为：腹胀、嗳气、便秘、食欲不振；睡眠性亚健康可表现为入睡困难、易醒、早醒、多梦或噩梦等。出现这些症状，又没有检查出具体的疾病时，其实就是身体在提醒我们'该保养了'！"

医生还提醒赵大爷，保养要讲科学，现在市面上骗人的"伪养生"方法很多，这些所谓的养生方法不但没好处，甚至对身体有害，一定要小心既赔钱还赔上身体的各类陷阱。

听了医生的讲解后，赵大爷终于明白自己的"亚健康"是之前拼命工作、不顾身体积累的问题，是身体提示他需要"保养"的信号。于是，他放下了之前的猜疑情绪，准备理性地了解一些基础的医学知识来进行调理。

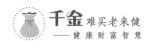
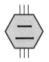

中老年人的健康与亚健康

（一）中老年人怎样算健康

什么才是健康？

过去的健康观念：没病就是健康。

现在的健康观念：生理健康、心理健康、社会适应性健康。

世界卫生组织曾经这样定义健康：人的健康是躯体、精神和社会生活的完好状态，没有疾病并不代表健康。中国医学科学院原院长刘德培提出了"四维健康"的概念，即"健康"从四个维度来定义，分别是：

无病无弱，身心健全，社会适应，环境和谐。

那么中老年人怎样才算是真正的健康呢？根据《中华老年医学杂志》对《中国健康老年人标准（2013）》的解读，

我们从医学角度给出了一个标准，以供大家参考。

健康的"五好老人"标准：

（1）躯体无明显的畸形，无明显的驼背等不良体形；

（2）无偏瘫，无痴呆，或者其他神经系统疾病；

（3）无高血压、冠心病及其他的心脏病，心脏的基本功能正常；

（4）无明显的肺功能下降或者不全，包括慢性的肺部疾病；

（5）无肝硬化、肾脏疾病及恶性肿瘤。

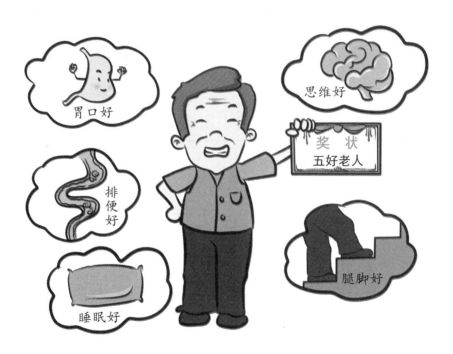

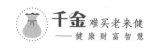

从对自己的感知方面，中老年人还可以从以下几个角度初步评价自己的健康状态——胃口好、排便好、睡眠好、思维好、腿脚好。

如果以上条件您都满足，那么恭喜啦，您就是健康的"五好老人"！

（二）中老年人的"亚健康"

1. "亚健康"的定义

根据中华中医药协会发布的《亚健康中医临床指南》

"亚健康"是指人体处于健康和疾病之间的一种状态。处于亚健康状态者，不能达到健康的标准，表现为一定时间内的活力减低、功能和适应能力减退的症状，但又不符合现代医学有关疾病的临床或亚临床诊断标准。

根据全国心理健康指导与教育科普工作研讨会提供的数据，我国亚健康人群比例高达70%。人们对待亚健康通常有两种极端态度：有的人对亚健康不屑一顾，无法引起他们的足够重视，他们忽视身体给出的"信号"，继续维持着不良生活习惯，这样就容易把亚健康演变为真正的"不健康"或疾病；另一部分人则会过度担忧，出现"疑病"的状态，总怀疑自己得了什么大病，从而加重亚健康的表现。

　　以上这两种态度其实都不可取。正确看待和对待亚健康，平和心态，及时科学、理性地进行调理，才是智慧的解决之道。

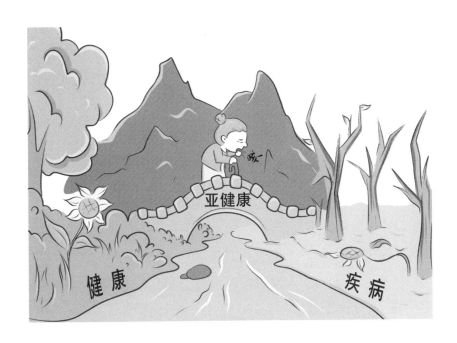

2. 中老年人亚健康常见表现

　　亚健康态是人体多种疾病的重要病因，中老年人则是亚健康的易感人群。由于体质弱、免疫力低、各器官功能减弱，适应压力的能力下降，以及情绪不稳等因素，中老年人一旦表现为亚健康，久而久之更易发展为疾病。

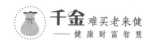

那么，到底如何判断自己是不是亚健康呢？

亚健康的基本特征是：身体无明显疾病，但体力下降，适应能力减退，精神状态欠佳；亚健康可间断或持续出现，但经过调整，又会消失，恢复健康。下面是一些常见的亚健康表现：

（1）心血管症状：经常感到心慌、气短、胸闷、憋气。

（2）消化系统症状：见到饭菜没有胃口，胀气嗳气、便秘等。

（3）骨关节症状：经常感到腰酸背痛或者浑身不舒服。

（4）神经系统症状：头晕头痛、记忆力差，全身无力，特别容易疲劳。

（5）精神心理症状：莫名其妙地心烦意乱，易生气，易紧张和恐惧。

（6）睡眠症状：入睡困难或早醒，睡眠不好，梦多或噩梦。

（7）泌尿生殖系统症状：尿频、尿急等。

如果您出现以上表现，同时身体检查无明显异常，那么您很可能处于亚健康状态。您可以通过后面的亚健康量表，进行进一步的自我测试。

3. 中老年人为什么会出现亚健康表现

（1）衰老因素

引起中老年人亚健康的生理、心理和家庭、社会环境因素，都与衰老密切相关。

从身体的角度来看，衰老是从受精卵到老年的个体发育史；衰老是感染和损伤、免疫反应减退、滥用药物以及营养失调或过剩等多种因素累积的结果。中老年人由于生活习惯、药物等多种因素的影响，会逐渐出现失眠健忘、反应能力下降、免疫系统退化等亚健康症状。

从心理的角度来看，人一旦衰老，就会对新鲜事物不感兴趣、喜欢回忆过去的事情。中老年人由于受多种因素的影响，如亲人的离世、社会联系减少、社会角色的丧失、经济收入下降，身心长期承受较大压力，进而出现烦恼、空虚寂寞、情绪抑郁、失落、不安、紧张和高度疲乏等一系列的亚健康症状。

（2）社会因素

社会的快速发展和人口的快速增加，造成了社会竞争压力增大、生活节奏加快、房价快速上涨等；如果工作压力过大、工作强度过高，也可能在退休前就已经出现了亚健康状态。

同时，由于现代通信工具的快速发展，人们当面沟通的机会越来越少，取而代之的是使用先进的电子通信设备进行交流，这也会导致人际关系的疏离；中老年人，特别是对电子设备不熟悉的中老年人，身处其中，难免会产生一些沟通障碍及负面情绪，引发心理的亚健康状态。

2020 年新冠疫情期间，健康码等电子通行证被广泛使用，然而对于大多数不会使用智能手机的老年人来说，生活却变得寸步难行。2020 年 8 月，一则视频在网络中引起了广泛关注：一名老人在乘坐地铁时，无健康码却执意进站乘车，被地铁站务人员阻拦；其间，站务员、安检员两人分别劝阻，却引起老人更大的愤怒。视频引发了网络热议，人们一方面讨论老人不遵守规章制度、不听工作人员劝导；另一方面也热议相关规则的制定和应用，未能充分考虑很多老人不会使用智能手机、不懂健康码及二维码等现代信息技术的现实，相关工作人员粗暴、武断，只想执法而缺乏真正的帮助，比如，

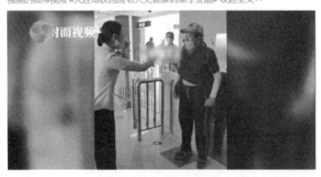

图 1　一位老人因无健康码乘地铁受阻的新闻报道

教会老人如何使用等。所有这些，都是值得整个社会深刻反省的。

（3）环境因素

在我们日常生活中，空气中的粉尘对人体呼吸道具有一定的损伤作用，过大的环境噪音对人的听觉系统也会产生损害，生物化学因素、水源性污染物以及药物等，都会在人体内蓄积毒性。长期处于不良的居住环境，也可能成为诱发亚健康的因素之一。

（4）个人心理认知因素

心理情绪的不平衡，和亚健康有着很大的关系。研究表明，亚健康伴随抑郁症比较常见；个人的性格较强或过于内向，也容易造成亚健康。以下是一些常见的容易造成亚健康的心理误区：

①人老不服老

有的人心理上无法接受和顺应衰老这一自然规律，做出一些类似赌气、逞强的行为，而后又容易产生愤怒或悲伤等负面情绪。长期负面情绪和过大的情绪波动，都会对我们的身体造成不良影响。衰老，是天道，也是自然规律。顺应自然规律，才能安身立命，才可能真正长寿。逆天而为不服老，不是真正的强者，只能叫"老不懂事"。

②活到老，拼到老

有些人退而不休，发挥余热，坚持工作，甚至比以前工作时更加拼命。如果身体和精力状况良好尚可；如果已经慢病缠身，则务必要注意劳逸结合，或者保证休息。必须严格给自己安排休息、调养和锻炼的时间，绝不可硬撑。

③过度勤俭节约

中华民族历来把勤俭节约视为传统美德，但是节俭的重要前提，是不能牺牲生活品质和身体健康，新时代的节俭需要倡导科学的风尚。特别是对于咱们中老年人来说，辛苦了大半辈子，现在更应该好好保养自己的身体；而一些过度节俭的习惯，例如食用过期的、发霉的食品，则很可能会损伤身体，造成更大的医疗费用支出，这就得不偿失了。

另外，一些典型的认知上的误区，也会带来错误的行为，进而导致或加重我们的亚健康：

①身体不适时，不求医、乱吃药，或相信"江湖神医"

有些中老年人感觉身体不适时，不去正规医院看病，而是自己去寻找所谓的"偏方"，去相信"江湖游医"或者所谓"保健食品"的虚假广告，把保健食品当成药物来服用。这不仅无法让身体好转，还会花许多冤枉钱。如果不幸遇到假的"保健品"，还可能适得其反，对身体造成不可预料的伤害。

②误以为"油盐不进"可降压降脂

有些老年人为了控制血脂和高血压，几乎一点油和盐都不吃。这个观点其实也是错误的，油和盐并不是大家的"敌人"，盐中含有的钠离子对人的身体也很重要；适量的油也是身体所需要的，只是应该避免重盐重油，不要吃得过多就好。

③晨练越早越好

很多老年人喜欢晨练，凌晨四五点就出门健身，觉得越早越好。其实，凌晨空气中的二氧化碳浓度是最高的。晚上没有光线，植物不能产生氧气；相反，植物本身也要呼吸、要消耗氧气。因此，最好是阳光出来过一段时间，等植物产生了新的氧气后，再晨练更好。

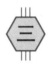

三

财教授实操课堂：
中老年人健康维护

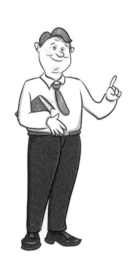

（一）亚健康的自我测试

首先，我们要确认自己是否是亚健康，除了对自己身体状态的感知判断，还可以通过科学的测试手段，来判断自己是否处于亚健康状态。

以下是卫生部中国健康教育研究所（现卫健委中国健康教育中心）制定的亚健康自测量表，我们可以自行填表进行测试：

表 1　亚健康自测量表

表现和感觉	评分标准与得分
	经常（5分） 偶尔（3分） 很少（1分）
你经常打哈欠吗	
你会失眠吗	
你喜欢把腿放在高处吗	
星期天的晚上你会有上班恐惧症吗	
不愿意跟上级或熟人见面	
早上能睡多晚就睡多晚	
经常坐着发呆	
爬楼梯时常绊到脚	
不是很渴就想不到去喝水	
怎么也想不起朋友的名字，或者到嘴边的地名突然忘了	
体重突然下降或上升，觉得无所谓	
便秘，或者一有风吹草动，肚子就不舒服	
合计	

结果分析

12—23分：您的健康状况良好，请继续保持。

24—41分：您的健康状况开始令人担忧，以后要注意自我调节。

42—60分：您的健康状况比较糟糕，建议马上去医院检查。

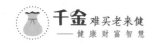——健康财富智慧

另外，在日常生活中，我们中老年人要学会自测脉搏、体温、血压等基本技能，购买正规厂家的合格仪器，时常观测自己和老伴的血压、血糖是否在达标范围内。建议高血压患者每天至少自测 3 次（早中晚各 1 次），高血压患者降压目标值要小于 150/90 毫米汞柱，其中高龄老年人（大于 80 岁）不低于 130/60 毫米汞柱。糖尿病患者血糖稳定时，每周至少抽查 1~2 次血糖。老年人糖化血红蛋白范围：血糖正常者 5.0%~6.5%；有糖尿病但无并发症者 6.0%~7.0%

（二）亚健康调理

由于"亚健康"本身并不符合现代医学有关疾病的临床或亚临床诊断标准，所以对于"亚健康"状况的改善，我们更多的不是"治疗"，而是贯穿日常生活的"调理"和"养护"。

1. 怎样养护身体健康

世界卫生组织发表的《维多利亚宣言》提出，保持健康的四大基石：

合理膳食　适量运动
戒烟限酒　心理平衡

下面我们就分别从这四个方面来具体谈谈，在日常生活

中我们应当如何调理身体、保持健康。

（1）合理膳食——民以食为天

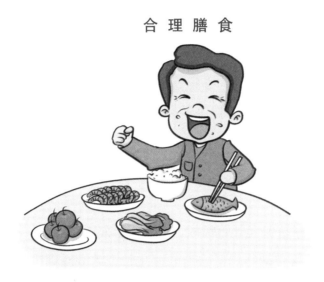

20 世纪——

70 年代：希望吃得"饱"

80 年代：要求吃得"好"

90 年代：争取吃得"营养"

21 世纪——

要吃得更"健康"

那么在口常生活中，究竟怎样吃才健康呢？

首先，要少吃的食品。根据世界卫生组织提出的 10 种垃圾食品：熏烤食品、油炸食品、腌制食品、罐头食品、加工的肉类食品、肥肉和动物内脏、奶油制品、冷冻甜食、方便面、蜜饯零食。有些老人家，不愿意多动，或者认为这些食品更便宜，就一次性买很多回家经常吃，其实是很不好的生活习惯。

它们为什么是垃圾食品呢？

①熏烤食品中含有致癌类成分，温度越高致癌类成分越多（烤羊肉串、腊肉、香肠等）。

②油炸食品中脂肪含量过高容易造成肥胖症，油炸后维生素等营养成分被破坏，同时，长时间高温油炸，食品也会产生致癌物质。

③腌制食品、罐头食品和加工的肉类食品中含有较多亚硝酸盐，容易引起肝脏疾病，也存在致癌的风险。

④奶油和动物内脏含有较多的脂肪和饱和脂肪酸以及胆固醇，常吃容易造成高脂血症；冷冻食品（冰淇淋、雪糕等）奶油含量太高，还有较多的低分子糖，容易导致糖尿病，同时，温度过低食品还会导致消化道血管收缩，削弱消化功能。

⑤方便面含有大量脂肪、盐、防腐剂和香精，其维生素含量低，不能满足人体正常营养需求。

⑥蜜饯类食物含大量的盐、色素、糖精和防腐剂，同时对味蕾刺激大，经常吃容易导致食欲下降。

其次，中老年人应该怎么吃才有利于健康，而且还能负担得起呢？

①谷类为主，粗细搭配，适量摄入全谷物食品

保证粮谷类和薯类食物的摄入量。根据身体活动水平不同，每日摄入谷类男性 250 克 ~ 300 克，女性 200 克 ~ 250 克，其中全谷物食品或粗粮摄入量每日 50 克 ~ 100 克，粗细搭配。

②常吃鱼、禽、蛋和瘦肉类，保证优质蛋白质供应

平均每日摄入鱼虾及禽肉类食物 50 克 ~ 100 克，蛋类 25 克 ~ 50 克，畜肉（瘦）40 克 ~ 50 克。保证优质蛋白质占膳食总蛋白质供应量 50% 及以上。

③适量摄入奶类、大豆及其制品

每日应摄入 250 克 ~ 300 克鲜牛奶或相当量的奶制品。同时每日应摄入 30 克 ~ 50 克的大豆或相当量的豆制品（如豆浆、豆腐、豆腐干等）。

④摄入足量蔬菜、水果，多吃深色蔬菜

保证每日摄入足量的新鲜蔬菜和水果，注意选择种类的多样化，多吃深色的蔬菜以及十字花科蔬菜（如白菜、甘蓝、芥菜等）。每日蔬菜摄入推荐量为 300 克 ~ 400 克，其中深色蔬菜占一半；每日水果摄入推荐量为 100 克 ~ 200 克。

⑤饮食清淡，少油、限盐

饮食宜清淡，平均每日烹调油食用量控制在 20 克 ~ 25 克，尽量使用多种植物油。减少食用腌制食品，每日食盐摄入量不超过 5.0 克。

⑥主动饮水，以白开水为主

主动、少量多次饮水，以维持机体的正常需求。饮水量

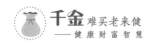
应随着年龄的增长有所降低，推荐每日饮水量在 1.5 升 ~ 1.7 升，以温热的白开水为主。具体饮水量应该根据个人状况调整，在高温或进行中等以上身体活动时，应适当增加饮水量。

⑦食物细软，少量多餐，保证充足食物摄入

食物应细软，切碎煮烂，不宜食用过硬、过脆、大块、骨 / 刺多的食物。通过烹调和加工改变食物的质地和性状，易于咀嚼吞咽。

⑧合理补充营养，预防营养不足

膳食摄入不足时，合理使用营养补充剂。对于存在营养不良或营养风险的中老年人，应在临床营养师或医生指导下，选用合适的特殊医学用途配方食品（医用食品），每日 1 ~ 2 次，每次提供能量 200 千卡 ~ 300 千卡、蛋白质 10 克 ~ 12 克。

（2）适量运动——生命在于运动

适 量 运 动

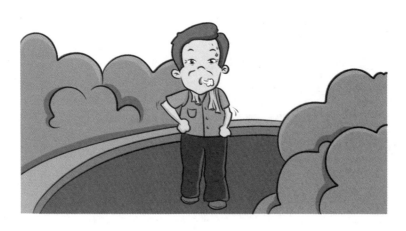

生命在于运动。文武之道，一张一弛，运动的方式，因人而异。上了年纪的人都很注重身体的保健，而运动对于保健养生的作用不容忽视，但由于老年人体质的特殊性，不宜进行剧烈运动，所以老年人锻炼应以和缓、运动强度小的方式为主。相关的推荐运动方式可以查看本书第六章，或者登录"人民健康网""健康中国头条公众号"等正规、权威网站查询。

（3）戒烟限酒

戒 烟 限 酒

烟、酒都是我们日常生活中常见的致癌物，其对健康所造成的危害已经是医学界研究的共识。

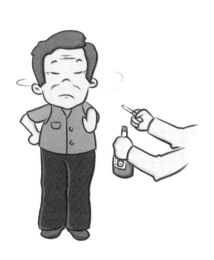

戒烟，是许多人一直挂在嘴边的话题，然而真能做到的"勇士"屈指可数——有 95% 的人知道吸烟有害健康，而其中 50% 的人打算戒烟，但只有 5% 的人，能够戒烟成功。有趣的是，有些人多年戒不了烟，但一旦生病，立刻就能戒烟成功。这说明戒烟不仅要靠勇气和毅力，还需要我们对自己的身体提起足够的重视。

酒精是世界卫生组织国际癌症研究机构确定的一类致癌物（确定对人致癌）。世界医学界权威学术刊物《柳叶刀》

的研究指出：酒精根本不存在所谓的"安全摄入量"，无论喝多喝少，只要喝了，就会对身体造成损害。仅 2016 年，全球就有约 280 万人因饮酒死亡，这意味着，饮酒是人类第七大致死和致残因素。能不饮酒是最好的，如果因为社交、生活需要实在要饮酒，也需要严格把控摄入量。

《中国居民膳食指南》建议，每日饮酒的酒精含量，男性不超过 25 克，相当于啤酒 750 毫升，或葡萄酒 250 毫升，或 38° 白酒 75 克，或高度白酒（38° 以上）50 克；女性不超过 15 克，相当于啤酒 450 毫升，或葡萄酒 150 毫升，或 38° 白酒 50 克。患肝病、肿瘤、心脑血管疾病等的中老年人不宜饮酒，疾病治疗期间不应饮酒。

（4）心理平衡

心 理 平 衡

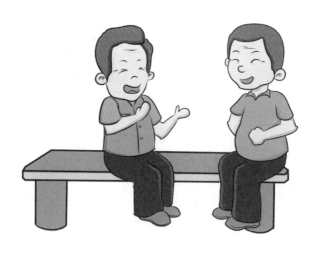

根据世界卫生组织的统计，在四大保持健康的基石中：合理膳食的作用占 25%；适量运动的作用占 15%；戒烟限酒的作用占 10%；心理平衡的作用占 50%。

在心理上，我们要做到：三个正确对待、三个自我保护。

①三个正确对待

正确对待自己：人要有自知之明。不能错位，不能不到位，更不能越位。

正确对待他人：要多看别人的优点，心中长存爱心，关爱他人。

正确对待社会：是祖国把我培养成人，对社会要永怀感恩之心。

②三个自我保护

自己关爱自己：左手温暖右手。

自己教育自己：用科学的保健知识武装自己。

自己解放自己：学会自我减压。

（三）总结：中老年人如何防范亚健康

1. 养成良好的生活习惯

良好的生活习惯可以预防很多的疾病。改掉吸烟、喝酒、熬夜、高脂肪或过量饮食等不良生活习惯，可以让我们的身

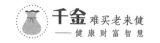

体从亚健康的状态不断向健康的方向发展，最终恢复到"健康"的标准。因此，建立并保持良好的生活习惯是十分重要的。

2. 保持身心的健康

过大的心理压力，会让人的神经系统失调，内分泌系统出现紊乱，从而导致各种疾病的出现。而保持健康的心态，能有效地抗击各类疾病的侵袭。因此，要树立正确的人生观，淡定地面对生活中的一切。知足者方能常乐。

3. 加强体育锻炼，提高身体素质

处于亚健康状态的人群经常感到非常疲劳，这时大脑就会提醒我们要注意休息了。此时，就要注意劳逸结合，有计划地做做运动，去大自然呼吸新鲜的空气，让身体得到充分的休息，增强对疾病的抵抗力。而过度劳累的话，就会损害身体的健康，最后引发各类疾病。

4. 适当选用一定的保健食品，具体情况具体对待

对于已经处于亚健康的中老年人来说，可在医生的建议下适当地选用一些保健食品，加强身体的自我防护能力，及时消除亚健康给身体带来的不良影响。

5. 适度、中庸、不过分

从财商角度讲，既要避免自我感觉良好，觉得"我不差这点钱，趁着现在健康能吃能喝，想吃什么尽管吃、想喝什么随意喝"，所谓"吃不嫌饱、喝不怕醉"；也要防止一味节约，处处节俭，舍不得吃、舍不得穿，因营养不良而伤身体。另外，有些人错误地认为："东西越精越好、越贵越好"，"贵的一定就是好的"，这些都是错误的观念。我们不应图"虚名"，而是要找真正适合自己身体状况和心理状态的东西。

重视亚健康口诀

长寿 100 年，健康前面 1，
1 要倒下了，剩下都是 0！

不适勿心慌，及时检查清，
重视亚健康，远离真疾病！

钱财堆成山，健康买不到，
衰老是天道，谁都跑不掉。

胡思乱想糟，顺应自然妙，
乐观豁达笑，爱是长寿药！

◆ **五德财商之本章财德**

保钱之德源于礼

健康是我们人生最重要的财富，我们需要尊重规律、顺应天道，怀着敬畏之心去养护我们的身体。"亚健康"是身体给出的警示，我们需给予合理的重视，不忽视不恐慌，以科学的方式及时进行调理。

用健康换金钱，实则是以"大财"换"小财"的亏本买卖；以金钱养健康，才是以"四两"拨"千斤"的智慧之道。

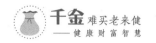

本章知识要点

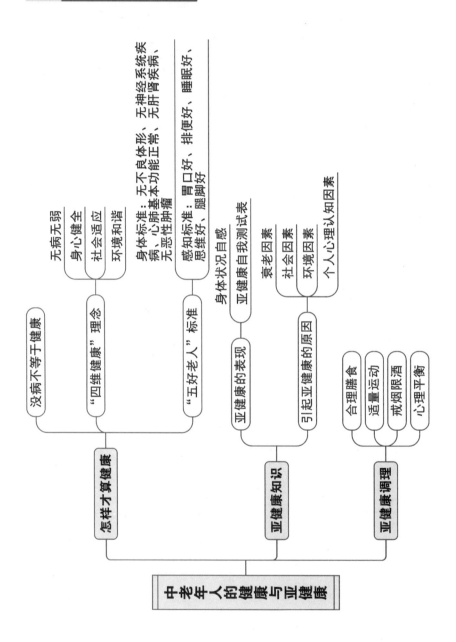

中老年人的健康与亚健康

怎样才算健康
- 没病不等于健康
- "四维健康"理念
  - 无病无弱
  - 身心健全
  - 社会适应
  - 环境和谐
- "五好老人"标准
  - 身体标准：无不良体形、无神经系统疾病、心肺基本功能正常、无肝肾疾病、无恶性肿瘤
  - 感知标准：胃口好、排便好、睡眠好、思维好、腿脚好

亚健康知识
- 身体状况自我感
- 亚健康自我测试表
- 亚健康的表现
- 引起亚健康的原因
  - 衰老因素
  - 社会因素
  - 环境因素
  - 个人心理认知因素

亚健康调理
- 合理膳食
- 适量运动
- 戒烟限酒
- 心理平衡

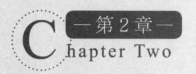

第2章

Chapter Two

心 理 健 康

S 说在前面的话
Speaking of which

　　人老先从哪里老？有人说是头发白了，有人说是骨骼疏松了，也有人说是精力不济了……种种说法不一而足。正如前面讨论健康问题时所说，人的健康问题中，50%左右是心理原因所致；而人的衰老中，心理衰老却常常被人们所忽略。

　　身体健康是财富，心理健康更是重要的财富。当我们心理出问题时，就可能因为某些疏忽而失去辛苦积攒的物质财富。一些中老年朋友深陷网络交友"杀猪盘"骗局，或是投资骗局，或是保健品骗局，进而遭受重大损失，其深层原因之一，就是由于孤独寂寞，渴求心理安慰所致。

　　生活中，我们也时常会看到有些人"心理先衰"，年纪不大却开始了"养老生活"。他们成天无所事事、漫无目的、毫无追求，似乎消磨时间就成了其最重要的工作，这就是典型的心理先衰的表现。

　　此外，心理衰老还有其他许多不同的情况，正确认识和面对这一自然过程，保持与自己的身体健康状况相一致的心理状态，既不能不顾现状"不服老""硬逞强"，也不能成天忧心忡忡、杞人忧天。同时，我们需要保持乐观、积极、热情的生活态度，胸怀全家和天下，而不要只顾自己一人。我们需要科学合理地规划自己的养老生活，活出老年生活的精彩。这些都是维持心理健康的重要保证。

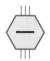

老 张 的 烦 恼

　　一直以来，老张都是大家公认开朗、乐天的人。退休十年，他一直自我感觉良好，家人和睦、儿女孝顺，是他所处的老人圈里公认的幸福老人之一。可最近几件事，弄得老张很有些苦恼，甚至家人还说他变化太大了，变得大家都觉得不认识他了。

　　第一件事，老张过 69 岁生日时，家人们纷纷从各地赶回来给他祝古稀之寿。原本是其乐融融、开开心心的好日子，可酒席结束时，老张却和大儿子因为打包的事大吵了一架，弄得全家人都很尴尬。年轻时过惯了苦日子的老张素来十分节俭，看着满桌的剩菜心疼不已，决定打包带走；而在外做生意发了财，被邻居们认为是成功人士标杆的大儿子，却觉得打包让他面子上挂不住。

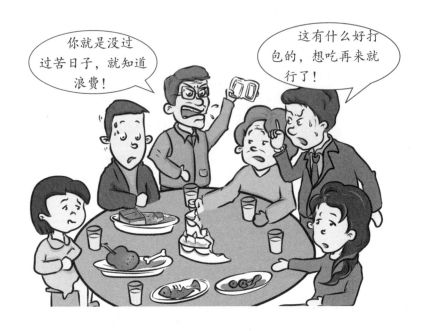

　　一个坚持要打包，一个坚持不打包，本来丁点大的事，两人一闹，把寿宴热热闹闹、喜气洋洋的氛围搅得一团糟。接下来好几天，老张都在生大儿子的闷气，虽然家人反复劝慰，老张仍然开心不起来。

　　这事以后，大儿子觉得老张是不是接触新鲜东西太少了，特地给老张买了一部最新的手机，想让他通过网络多学点新东西，不要"老化"得太快。为此，大儿子还专门让放了暑假的孙女回来教老张如何用，以宽慰他的心。

　　老张一看孙女的操作，觉得现在的手机简直太"万能"了，既可以聊天、打车、看报、购物，又能和老朋友在手机上打麻将、下棋，还能从上面学到好多钓鱼知识。看到孙女操作起来得心应手，老张自己也十分认真地学了起来。

　　辛苦学了一周之后，老张感觉自己已经学会了，可到真正用的时候，却发现许多基本操作已经忘得一干二净了。孙女不厌其烦、继续耐心重复地教导操作要领，可是老张总是记住了前面就忘记了后面，记住了后面，就忘记了前面……两周过去了，老张还是没法完全掌握新手机的用法，他禁不

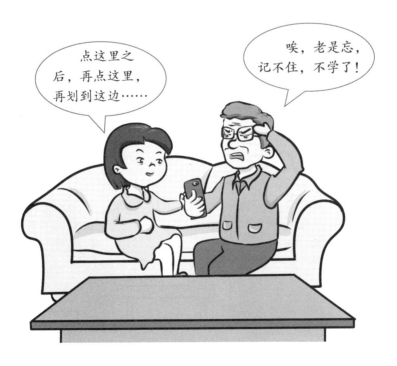

住开始气恼，并不耐烦地拒绝孙女的好意，不再学了。

　　孙女看到爷爷这样，以为是自己不小心惹爷爷生气了，暑假还没结束就伤心地回家去了。孙女一走，老张又开始感叹自己这脑袋不争气，记不住事还委屈了孙女，好长一段时间脸上都是苦大仇深、闷闷不乐的样子。

　　多年好友黄教授看到老张的变化，关心地问起他。老张连声叹气地说到，自己也不知怎么回事，原本挺好的事总被自己搞得一团糟，心情非常沮丧。

　　黄教授告诉老张，这不奇怪，自己搞心理学几十年，现在也一样："心理的衰老是不争的事实。道理上，我们这些老人家当然都懂；但是情感和情绪上，我们也需要正确面对

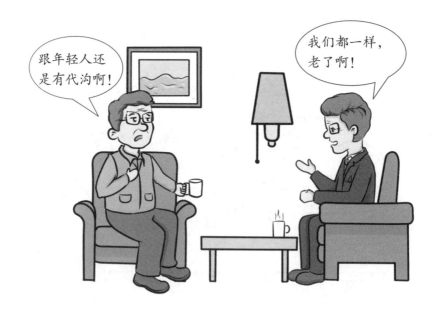

才是！"

老张疑惑地问："我最近遇到的这些事情，难道主要是心理的原因？那你说说中老年人会有哪些心理变化？"

黄教授笑着说："我研究这些问题几十年，希望能对你有些用处，且听我慢慢讲吧。"

第一种心理变化，就是情绪多变而且不稳定。

中老年阶段，人们情绪体验的程度和持久性随年龄的增长而提高，因而其情绪趋向不稳定，常表现为易兴奋、易怒、喜唠叨和与人争论；而且，一旦强烈的情绪发生，需较长时间才能平静下来。就拿老张和大儿子吵架这事儿为例，当时老张火气上来得急，事后还生很久的气，就是一个典型的例子。

黄教授说罢，扶了扶下滑的眼镜，特别补充说："年纪大了，脾气更要收敛些才是。人们常说，和气生财，吵闹也不解决问题。我的做法是，当我感觉忍不住快要生气时，就赶紧提醒自己'我快要生气了，我是有智慧的老人，真生气就太不聪明了'；并从'旁观者'的角度'观察'自己的情绪，从当下的冲突情景中跳出来；然后转移注意力，去想一些开心的事，

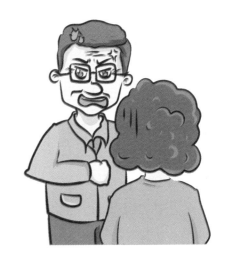

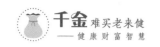

比如孙儿取得好成绩了，孙女弹的钢琴好动听之类。只要注意这几点，我一般都能避免生不必要的气。"

第二种变化是记忆力下降，尤其是近期和机械记忆能力的下降。

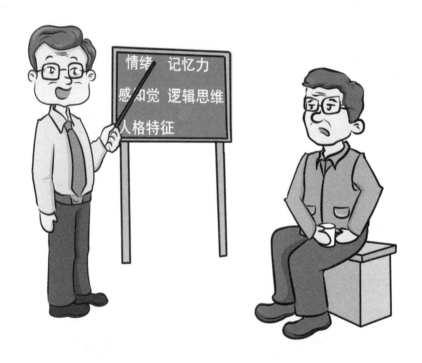

情绪　记忆力
感知觉　逻辑思维
人格特征

通常来说，显著的表现是，只要我们认为有意义的事，哪怕是很久以前的，我们都记得很清楚；但眼前的、死记硬背的东西却记不住。比如，向孙女学习用手机这事，就属于近期的机械记忆，时时遗忘也就不奇怪了。

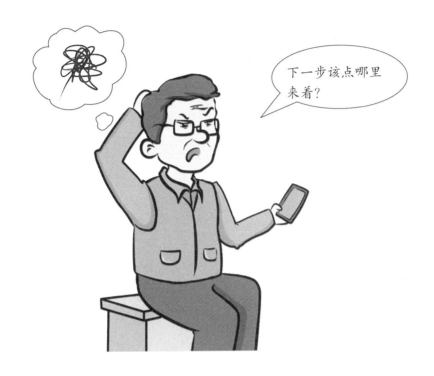

　　"难怪，有好几次，我在菜市场买了菜却忘记提回家，但几十年前没饭吃、饿肚子的记忆却历历在目。记忆这东西，真是有点奇怪呀！"老张忍不住附和道。

　　黄教授接着说："除了以上两种典型的感觉，可能还会有感知觉减弱、逻辑思维能力下降以及人格特征的变化等。换句话讲，就是人的感觉变迟钝、不灵敏了；复杂点的问题，感觉想不清楚了；人的性格或者待人接物的方式和态度发生了变化。你有过这些感觉吗？"

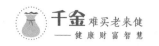

老张说："太对了，以前绑鱼钩时，轻轻松松就能弄好，现在弄半天都不行，可能就是我变迟钝了吧。"

黄教授继续讲道："是的呀，其实这些变化很普遍，大多数人到年纪都会有这类现象。越是在这种时候，就越不能偷懒。要坚持学点新东西，多跟朋友出去喝喝茶、打打牌、运动运动。这样，不仅能有效延缓衰老，还可以更健康、更开心。"

老张回应："你说得对，我们老人家照顾好了自己，也就是为子女减轻负担和麻烦，为家里省钱呀！"

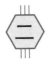

中老年的心理特点与
常见心理问题

（一）中老年心理特点

人的一生可以分为幼儿、少儿、青少年、青年、中年、中老年以及老年。45 岁以后进入中老年阶段，身体机能就开始逐渐下降。对不同的人来说，衰老的早晚、快慢不完全相同。

衰老属于自然现象，和植物到了秋天叶子就会变黄一样。身体机能的衰退，特别是大脑的改变（脑细胞减少、脑重量减轻、脑功能下降、血管弹性减退等），往往也会带来心理状况的变化。以前，人们可能更注重外表，如头发变白，皮肤出现皱纹、色斑，行动出现不灵活、不方便等外在和生理上的变化，而对心理变化重视不够。所以，经常有年轻人感叹"老人难处"，不愿意和长辈一起生活或共事。这对家庭财务的

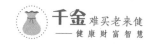
安排、家庭生活的统一筹划等都很不利。其实，了解中老年人心理变化，对更好地理解家人的行为非常有帮助。具体来讲，中老年人心理变化主要有以下三类：

1. 感知力、思维能力减弱

这主要表现为视觉和听力下降、看不明、听不清，对外界反应迟缓、冷淡，记忆减退，注意力难集中，思维能力下降。在生活和工作中具体表现为：休息不好，看书就打呵欠，脑子里杂乱无章、昏沉沉的，办事效率低下，解决问题时常感觉力不从心。

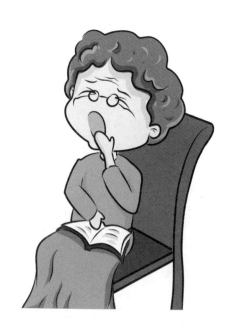

2. 情绪敏感，复杂多变

由于上述感知和处理问题能力的下降，许多中老年人慢慢失去了对处理复杂问题的信心。有的要么不服老，硬撑着"挑重担"；要么意志消沉，认为自己没有价值了，甚至自暴自弃。在这种情况下，我们很容易受到消极情绪的影响，产生焦虑、抑郁、孤独、自卑和对死亡的恐惧等情绪，而且对周围人的态度十分敏感、容易激化矛盾，且情绪不易平复。有的人还会因此把自己封闭起来，表现得对外界的人和事漠不关心、不易被环境激发热情。其实这也是一种心理上自我保护的表现。

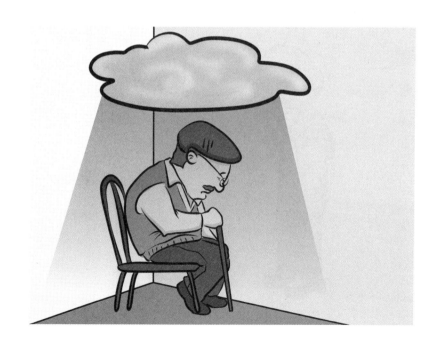

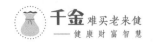
3.思想守旧、忽视纳新

在长期的社会和生活实践中，中老年人养成了一定的生活习惯和一些相对固定的生活模式。随着年龄的增长，这些习惯会不断被强化，甚至成了我们固定的行为模式。因此，我们在评价和处理事物时，往往容易坚持自己的意见，不愿意接受新事物、新思想，也就很难正确认识和适应当下生活的现状，容易造成与年轻人之间的隔阂，加重消极情绪。

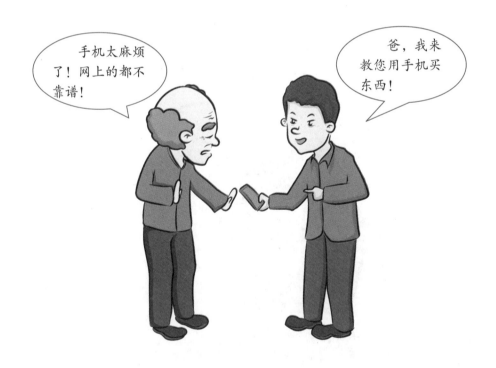

（二）中老年心理健康研究

在中国，有关中老年心理学和养生学的思想历史悠久。早在春秋战国时期，诸子百家在调摄情志以益寿延年方面就有不少论述。

孔子强调"仁者寿""智者寿"的思想，提出"三十而立，四十而不惑，五十而知天命，六十而耳顺，七十而从心所欲不逾矩"的见解。

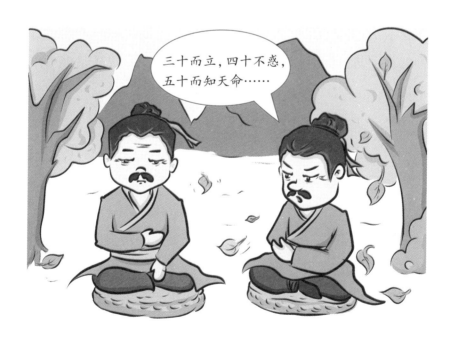

唐代孙思邈的《千金翼方》中载："论曰：人年五十以上，阳气日衰……心力渐退，忘前失后，兴居怠惰，计授皆不称心，视听不稳，多退少进，日月不等，万事零落，心无聊赖，健忘嗔怒，情性变异，食饮无妙，寝处不安……"生动地描述了人在年老过程中的记忆、视觉、听觉、味觉以及性格、情绪状态等的一系列变化。

而近代，随着我国老龄化进程的加速，学者们对中老年人心理健康的关注程度也在逐步提高。根据发表在美国国家经济研究局的文章《中国老年人的心理健康状况（The State of Mental Health Among the Elderly Chinese，Working paper No. 26690）》，中国中老年人的心理健康状况相对来说并不理想：在我国 45 岁以上的中老年人样本群体中，超过 30% 报告患有抑郁症。与此同时，我国中老年人心理健康状况还呈现出以下规律：

第一，男性心理状况普遍优于女性，女性更容易感到抑郁；

第二，受教育程度越高，心理健康状况越良好；

第三，子女数量越多，抑郁症状随年龄的增加越缓慢；

第四，中老年人的心理健康状况相对经济发达地区，要优于经济不发达地区的；

第五，城市居民的心理健康状况优于农村居民；且随着年龄的增长，城乡差距越来越大。

以上研究表明，性别、受教育程度、子女数量、生活地区和经济条件等因素，都会对中老年人的心理健康产生不同程度的影响。

上面研究中，经济状况与中老年人心理健康的关系，特别值得大家注意。一方面，经济条件好的中老年人更有安全感，有更多的时间、精力和资金来关注自己的身心健康；另一方面，他们更注意保持良好的心态，豁达的胸怀本身，也有利于提高免疫力、抵抗力，可以减少生病，降低医疗支出，避免因病而贫。

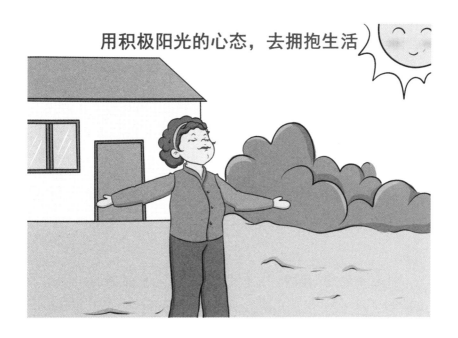

用积极阳光的心态，去拥抱生活

虽然物质基础有助于我们建立良好的心态，但维持良好的心态却并不要求必须有十分优裕的物质条件，而重在我们对生活的态度是否积极、阳光和充满活力。从这个意义上讲，主动学习新东西、接触不同的人、听取不同的观点，用自己几十年积累的专业知识、生活经验去帮助年轻人，为社区做义工，力所能及地做一些家务甚至专业工作，避免陷于封闭的自我循环，是保持良好心态的重要方式。这既有利于家庭团结和睦，也有利于为家庭节省医疗开支、减少家人照顾我们的时间和金钱花费。

衰老是人生之路的必经阶段，心理活动的衰退则是一个积累的过程，接纳并顺应这个过程，能让我们更加睿智、平和地应对晚年生活。学习一些中老年心理学的基本知识，可以帮助我们及时了解这个阶段心理的知识和特点。一旦发现自己的心理状况出现衰退、偏差、障碍，可及时通过自我调节得到纠正，指导自己做出改变。这样不仅有利于正确处理家庭关系、增进生活情志、提高自信心，还可以减少心身疾病，延缓衰老、延年益寿。

（三）中老年心理健康标准

针对中老年心理状况，如何评价其心理健康与否呢？国内研究人员综合了国内外心理学家有关中老年人心理健康的标准，提出心理健康与否应从以下五个方面进行评估：

第一，有健全的人格，情绪稳定而不是喜怒无常，意志坚强而不存在严重的依赖感。

第二，有正常的思维、正常的感知觉和良好的记忆力，虽然不如年轻时敏捷、过目不忘，但至少能维持正常的生活需要。

第三，有良好的人际关系，能与家人和睦相处，能善待身边人，受多数人欢迎。

第四，能保持正常的行为，即没有那些十分怪异、孤僻、荒唐的行为。

第五，能正确认知社会，与大多数人的心理活动一致，不会事事和人对着、反着或犟着，能以理服人，不"倚老卖老、老不讲理"。

（四）中老年常见心理问题

运用中老年人的心理特点以及心理健康的标准对中老年心理状况进行分析，中老年人比较常见的心理问题及原因主要有以下几个方面：

1. 焦虑

（1）体弱多病，行动不便等；

（2）离退休后，经济状况下降；

（3）家庭变故：家人生病，失能等；

（4）疾病的出现：例如高血压、高血糖等。

2. 孤独

（1）家庭变故：丧偶丧子等；

（2）离退休后，远离了社会人群；

（3）行动不便，与亲友来往逐渐变少；

（4）空巢家庭。

3. 抑郁

（1）身体疾病，例如某些慢性病的出现：高血压、糖尿病等；

（2）家庭变故：家人久病不愈等；

（3）孤独等。

4. 恐惧

中老年人由于担心患病，自理能力下降以及给儿女加重负担等问题的发生，内心产生忧虑感或恐惧感，从而表现出冷漠或急躁的情绪。

5. 猜疑

中老年人的心理防卫及应对能力随年龄增高而减退，对外界的耐受性及适应能力下降，容易发生情绪的变化。特别是长期患病的老人，生活自理能力下降，对周围的一切反应非常敏感，听不清别人交谈时，便认为自己的病情加重，把一些没有关联的事情扯到自己身上，引起无故的联想。

6. 离退休综合征

人到了退休的年龄，不得不从工作岗位上退下来。有些老人因不能适应新的社会角色、生活环境和生活方式的变化，产生的一系列心理问题，如焦虑、抑郁、孤独等。

7. 空巢综合征

当今社会，年轻人都外出工作，很少与中老年人待在一起，关注其生活与心理健康。同时，人到了中老年，可能会面临类似父母离世、丧偶，甚至丧子等应激事件，导致孤独生活。这些情况的出现，都会导致中老年人出现抑郁、孤独等心理问题。

（五）中老年心理健康问题分类

心理健康问题比较麻烦的是，出现问题的中老年人常常自己意识不到，即使其家人和朋友善意提醒时，他们因为面子或其他原因，也不愿意承认，甚至会刻意隐藏。为了避免陷入这种困境，中老年人可以参照下面的测试题目，做一个心理健康问题的分类评判：

1. 有下列表现之一者，可视为有心理困扰，程度较轻，应予以关注，并学会自我调节

（1）由生活、工作、学习、人际交往等因素引发的较为强烈的内心冲突；

（2）有抑郁、焦虑、紧张、担忧等痛苦情绪，间断或不间断地持续一个月以上，自行调节较难；

（3）生活、学习、工作等受到一定程度的影响，感觉困扰却找不出具体原因。

2. 有下列表现之一者，可视为有心理问题，程度较重，应予以特别关注，并及时就医

（1）因重大刺激事件引发的强烈的内心冲突；

（2）痛苦情绪间断或不间断持续两个月以上，主观痛苦感强烈，无法自行调节；

（3）生活、学习、工作等受到严重影响。

3. 有下列表现之一者，可视为有心理危机，严重且紧急，应予以及时干预，并及时就医

（1）可能有精神疾病，出现幻觉、妄想等症状；

（2）有伤害自己或他人的意图或行为；

（3）有自杀倾向，企图实施自杀行为，如谈论自杀并考虑自杀方法，不明原因突然给同学、朋友等送礼物，述说告别的话等。

以上的判断标准是简化版本，只作为一般的参考。如果通过上述测评后感觉仍不太明确，一方面可找专业的心理医生咨询；另一方面，也可以前往社区或老年服务机构寻找一些专业的心理评估工具，例如：由复旦大学公共卫生学院健康教育教研室与上海黄浦区疾病预防控制中心科教科共同编制的《社区老年人心身健康调查表》等。

上述工具不仅可以用来做自我测评，也可以用来帮助我们身边的人。一旦发现自己或身边的人出现以上情况，应及时进行自我帮助或援助他人。最好的办法是：立即前往正规医院的心理咨询科室进行疏导、调理，配合心理医生的治疗，尽早走出阴霾。

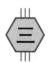

三

财教授实操课堂：
中老年人心理健康的维护

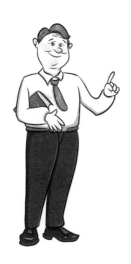

（一）心理健康自测评估表

首先，我们要对自己的心理状态有更清晰的认识，可以通过评估表，来测量自己是否存在心理上的问题，是否需要心理方面的调整或帮助。

下面的问题，我们根据自身情况选择"是"或者选择"不是"。

表1　心理健康自测评估表

问题	是 （得1分）	不是 （得0分）
1.你对自己的生活很少有满意的事吗？		

续表

问题	是 （得 1 分）	不是 （得 0 分）
2. 你是否放弃了很多活动和兴趣？		
3. 你觉得你的生活空虚吗？		
4. 你经常感到无聊吗？		
5. 你大部分时间精神都不太好吗？		
6. 你害怕坏事会发生在你身上吗？		
7. 大多数时候你都很不开心吗？		
8. 你经常感到无助吗？		
9. 你喜欢待在家里，而不是出去做新事情吗？		
10. 你觉得你的记忆问题比大多数人都多吗？		
11. 你觉得活着没什么意思吗？		
12. 你觉得现在的自己很没用吗？		
13. 你经常感觉精力不济吗？		
14. 你觉得你的处境没有希望了吗？		
15. 你认为大多数人都比你过得好吗？		
合计		

结论

★在患有重度抑郁症的受试者中，93% 的人得分在 5 分以上。但此表不能作为抑郁症或其他心理疾病的判定依据。

温馨提示：若得分超过 5 分，请您到正规医院的专业心理门诊进行心理情况检测。

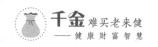

（二）日常心理调节

在我国老龄化问题日益严重的情况下，抑郁症已成为一种中老年人最常见的精神障碍。心理衰老是每个人人生必经的过程，在此期间出现心理问题并不可怕，关键在于能否及时发现问题并解决问题。

当我们明显感受到自己情绪以及心理的不良变化时，除了较严重情况下需要及时就医，我们在日常生活当中，还应学会自我调节和排解情绪。要想有个好情绪，建议中老年人从以下五个方面着手调节：

1. 老人就有老人样儿

不同年龄阶段的人生目标是不一样的：退休前我们可能是单位骨干、企业领导，而退休后我们不再被单位所需要；原来我们身体健康、充满活力，而现在腰酸腿疼、耳背眼花……这些改变都需要我们去调整和顺应。

到了这个阶段，我们就应当及时调整人生坐标、制定新的人生目标，而不是每天只注意关注负面变化，消极沉沦。不同年龄段，有不同的活法，应该给自己制定不同的生活目标。比如：养好几盆花，美化自己的阳台；教小朋友练练书法；去社区给孩子们讲故事；适当关注时事、新闻、国家大事、世界局势而心怀天下；组织朋友们一起旅游、跳舞、打太极，等等。

无论哪个年龄段，都要活得健康、充满活力而且精彩，至少要有这份心态，这是保持心理健康的关键。

2. 换个角度坏变好

同样一件事从不同角度去判断，感受也不同。比如子女、孙辈不经常回来看望，与其消极埋怨，或许可以想想可能孩子们正在忙于工作和学习；我们是不是可以主动联系下，能不能适当地帮帮他们？试想想，如果孩子们都成天陪着我们，什么也不做，是不是让我们更担心？所以，换个角度看问题，有些"坏事"就可能变成"好事"。

3. 内心平和更轻松

前面介绍过，人老了后，情绪控制能力可能会减弱，但这不是我们动不动就发脾气的理由。相反，我们是经过岁月的洗礼、人生达到一定境界的人，更要慈祥、宽厚，与人相处温和、协调，遇到事情也不会有特别强烈的表现，面对人生各种各样的问题能坚守自己固有的东西，以平和的心态应对生活中的不如意，始终坚持"与人为善"，既利于自己也利于身边的人。

心气平和，既能自己少激动、少生气，避免诱发高血压、冠心病和老年中风的发作，同时，也可避免因此影响老伴和子女的情绪。有时，子女带着怨气、不快等情绪开车、上班、谈事时，很容易出差错，并可能因此造成损失，这就是"和气生财，不和伤财"背后的道理。

4.广交朋友多沟通

"一个篱笆三个桩、一个好汉三个帮"，社会是一个整体、一个通达的网络，我们不要试图完全靠自己扛下所有的问题，而是平时多帮人、急时人帮我；凡事在保持自己独立的思考的前提下，多听听家人和周围朋友的意见，做到敞开心扉、心怀天下、乐于助人、广交朋友。心量大了，世界就小了，鸡毛蒜皮的事自然就不会放在心上了，人也就豁达、开朗了。

5.乐观自信老来红

虽然我们老了，但社会在不断发展，科技在不断进步。过去许多难治的病，已经越来越多被攻克，我们要对世界的发展充满信心。相信在正规医院医生的指导下，通过药物治疗、体育锻炼、心理辅导等方法，绝大部分的中老年心理问题都是可以得到有效改善的。心理健康、情绪平和，是保持内分泌正常的基础，也是保持我们免疫能力的重要保障。所以，人们常说的"会享福，才有福享"，是有一定道理的。

中老年心理健康口诀

人老先从心理老，心理健康须知晓；
秋叶泛黄是自然，心理亦不复年少。

避免硬撑不服老，无须叹气把身抛；
一生经历都是宝，平时帮人急有靠。

多想他人之不易，换个角度事变好；
心量大了天地宽，何必使劲钻牛角？

老有智慧慈悲心，家和人寿福气高！

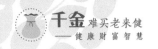

◆ 五德财商之本章财德

用钱之德源于仁

要保持健康的心理状态，最重要的是避免陷入自我封闭的循环，以开放的心态去接纳和付出。俗话说"与人为善，与己为善"，当我们对他人善意付出时，不仅可以感受自己内心的强大和满足，还能感受到他人回馈的温暖。

财富要用在自己和他人最需要之处，怀有一颗善意、慈悲仁心。为什么富豪热衷于慈善事业，就是因为善意的付出能让人心态更平和，能给自己和社会带来更多的福报。

本章知识要点

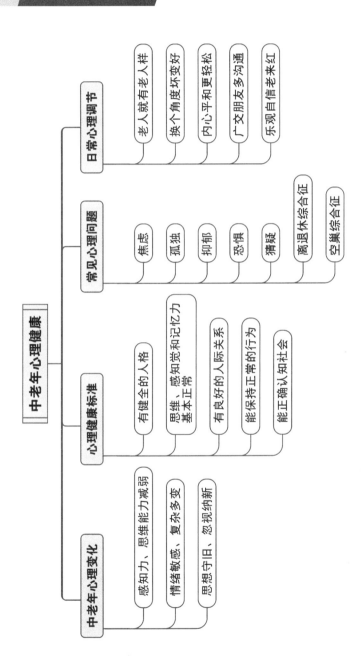

中老年心理健康

中老年心理变化
- 感知力、思维能力减弱
- 情绪敏感、复杂多变
- 思想守旧、忽视纳新

心理健康标准
- 有健全的人格
- 思维、感知觉和记忆力基本正常
- 有良好的人际关系
- 能保持正常的行为
- 能正确认知社会

常见心理问题
- 焦虑
- 孤独
- 抑郁
- 恐惧
- 猜疑
- 离退休综合征
- 空巢综合征

日常心理调节
- 老人就有老人样
- 换个角度坏变好
- 内心平和更轻松
- 广交朋友多沟通
- 乐观自信老来红

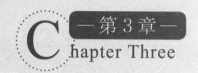

—第3章—

Chapter Three

揭秘保健品（上）

——防范欺诈营销

S 说在前面的话
Speaking of which

　　健康靠的是悉心保养，但如何才能科学保养而少走弯路呢？

　　有的中老年人听信某些"偏方""秘方"，学神农"以身试药"，试出一身的毛病，既伤钱财又伤身体；还有的中老年人轻信保健品宣传，贪图不良商家小恩小惠的"免费礼品"而上当受骗，花了一堆冤枉钱、买了无数不仅毫无价值而且有可能有害的假冒伪劣产品。2017 年，某市甚至有老人花了 10 万元购买保健品后发现被骗，留下写有"××集团坑死我……"的遗书而跳海自尽的极端事件。

　　近年来，瞄准中老年人保健的强烈需求，市场上推出了从头顶到脚趾头、从头发到指甲的无数种保健食品和用品。但有些"保健品"品质难以保证，虽经国家多次整治，各种乱象仍然层出不穷。

　　虚假宣传、故意误导、无中生有式的威胁恐吓等多种手段也时常出现在保健品市场上。中老年人一定要格外警惕这类陷阱，这类不规范的商家不仅是要我们口袋里的钱，还可能危害到我们的健康甚至生命。

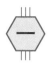

保健品欺诈销售的
台前与幕后

（一）免费礼品，请君入瓮

【台前故事】

李大妈这几天仿佛回到了退休前，每天早晨匆匆忙忙出门，9点钟准时出现在距离小区不远的某酒店会议厅里，正襟危坐，等待讲座的开始。

原来，这个酒店会议厅正在举行为期三天的"中老年健康讲座"。李大妈上周散步时，一个小姑娘跑过来邀请李大妈参加"公益健康"讲座。小姑娘说，只要每天到场"打卡"听一个多小时的讲座，就能免费领一盒鸡蛋；坚持听完三天，还能免费再领一袋大米，另外赠送价值300元的免费体检一次。

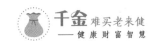
李大妈一听心动了，自己常年有高血压的毛病，一直在吃药，没事去听听健康讲座学习一下，还能免费领礼品，何乐而不为呢？——反正是免费的。

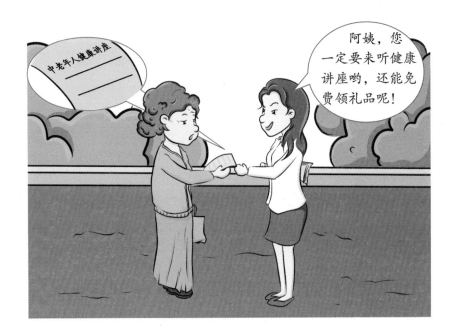

【幕后真相】——无良商家的自述

要把保健品推销出去，首先要把人吸引过来，把人气弄得旺旺的才行，"免费礼品"就是百试不爽的诱饵。

计算一下购买礼品的实际成本：三小盒鸡蛋成本25元、一袋大米成本25元，一共50元。体检就是我们自己人象征性检查一下，其实并不需要成本，标价 300 元只是为了显得有价值。

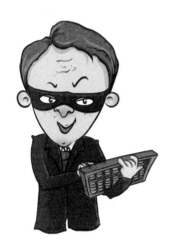

综上所述，只需要 50 元，就可以让一个人乖乖在我这里听三天保健品推销，接受我为期三天的"全方位洗脑"；而只要成功卖出一单保健品，几百上千元的利润就回来了——所以，不怕我送礼，就怕你不来！既然敢送，也就不怕你不买！因为嘛……嘿嘿，相信以我们的三寸不烂之舌，只要你来了，一定就跑不掉！

（二）会销布局，催眠"洗脑"

【台前故事】

李大妈每次来到这个会场，都会感觉到情绪上涌：会场里播放着他们那个年代最熟悉的老歌，工作人员笑盈盈地热情接待，临走还有礼品相送；到家后工作人员还会致电关心问候，甚至时不时地煲电话粥谈心。简直是无微不至，感觉真是比自家的闺女还要可心。

第一天主持人给大家讲"孝道"、谈"仁爱"，说得李

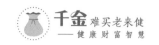

大妈热泪盈眶；第二天"专家"上场为大家讲解保健知识，讲得头头是道，李大妈听得津津有味；第三天开始介绍一种"健康口服液"，据说有降低三高、治疗癌症、延长寿命的神奇功效，然后播放一些中老年人病重病危的视频，看得李大妈心惊肉跳……三天下来，李大妈不知不觉中已经对他们讲的东西深信不疑了。

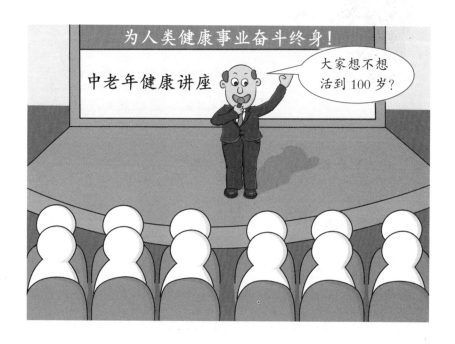

【幕后真相】——无良商家的自述

会议营销，简称"会销"，是一种有效的营销方式，也是一种卓有成效的"洗脑"方法。只要人们来到我们的会场，就相当于进入了我们精心布置的"局"中，想要全身而退可就没那么容易了。

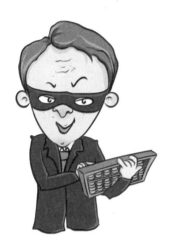

会议营销流程，可是经过我们反复提炼、精心设计出来的；各个环节紧密相扣、台上台下工作人员相互配合演戏，针对中老年人的心理弱点进行"精准打击"。我们最终的目标就是要让中老年人争抢着买我们的保健品，而且买得越多越好——只要不争得打起来就行！

（三）虚假诊断，"危机"恐吓

【台前故事】

听完三天的讲座之后，李大妈领到了一袋大米还有一张"免费体检券"。李大妈拿着体检券来到旁边的一个房间接受"体检"。工作人员就让李大妈去旁边排队等待"专家诊断"。

进入"专家诊断室"，桌前一个穿着白大褂的"医生"正在低头看着李大妈的体检报告，边看边摇头叹气。李大妈一看这情形，心里"咯噔"一下，连忙问是不是有什么问题。

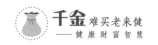

"医生"压低声音说，李大妈有严重的高血压、高血脂，还有很高的患癌风险，说不定体内都已经有癌症了。

李大妈这一听差点儿吓晕过去。"医生"见状，忙说："还好，你发现得早，赶紧用'健康口服液'调理三个疗程就没事了。这个口服液，可是××大学××集团××专家团队，专门针对你这样的病情研制的！"经过刚才那么一吓，李大妈哪里还考虑得了那么多，也没多想就购买了三个疗程——总共6000元的"健康口服液"。

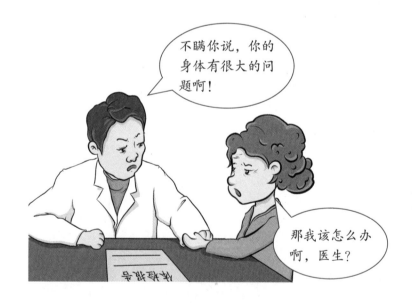

【幕后真相】——无良商家的自述

要让中老年人掏钱买我们的保健品，除了夸大宣传、吹嘘功效，还得要使劲吓唬他们才行，在我们这里行话叫"下危机"。就是要吓到让他们以为，如果不赶紧买这个保健品吃，自己的身体可就危险了。这样他们才会放下要省钱的心理，乖乖掏钱买单。

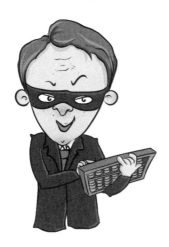

在这个过程中，我们专门利用人们"相信权威"的心理，让我们的销售员穿上白大褂冒充"专家"和"医生"，弄一堆不着边际的头衔：什么国内一流专家、学部委员、各种金奖获得者、拥有强大团队……这样才能唬住他们！我们还会组织一批"托儿"带头买，制造"先下手有、后下手无"的抢购假象。经验表明，这一套流程下来，老人们多多少少都会买上几盒的！

6000 元的保健品，其实成本 600 元都不到，多出来的钱就全都进了我们的腰包。一场会销下来，我们能骗好几十个人。所谓的嘘寒问暖、贴心关爱、迎来送往，又是送礼接待又是讲座体检的，对我们来讲，都是轻车熟路的"营销套路"，但百试不爽！

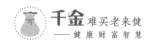

（四）"亲情"营销，持续攻破

【台前故事】

　　李大妈提着三个疗程的"健康口服液"从"专家诊断室"出来，之前接待她的小姑娘连忙上来热情地帮忙。之后的几个月，小姑娘隔三岔五就过来陪她聊天，偶尔还会送一些鸡蛋、水果过来。李大妈越来越感觉她好像比自己亲闺女还亲，渐渐地对小姑娘放下了戒心。

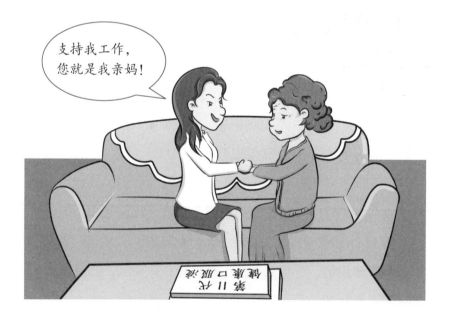

几个月后的一天，李大妈刚吃完之前买的"健康口服液"，小姑娘又提着几盒"第二代健康口服液"来到她家里，说这是升级一代，效果是第一代的两倍，价格只贵不到一半，特别合算。李大妈碍于情面，又经不住小姑娘的软磨硬泡，最终又花了将近一万元购买了"第二代健康口服液"。

【幕后真相】——无良商家的自述

我们在挑选推销目标的时候，就喜欢挑那种儿女长期不在身边的、跟子女缺少沟通的中老年人。这类人内心大都比较寂寞，渴望关怀，想要交流，这就让我们的销售员有了可乘之机。

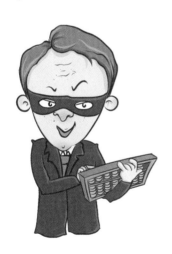

我们的销售员都经过"专业"训练，一个个嘴巴甜脸皮厚，为了赚钱什么话都能说出口。俗话说"有钱能使鬼推磨"，只要提成给够，别说让销售员管客人叫"爸爸""妈妈"了，连跪下磕头都没有问题。

销售员们平日嘴巴甜，再时不时来点小恩小惠，在推销保健品的时候，就不容易被拒绝。其实平日这些礼品，总共加起来也就一百块不到，比起卖我们推销的产品的利润来讲，简直可以忽略不计了。

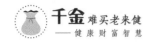
【最终结局】

不久后，这家销售"保健食品"的公司就被公安机关查处。经过公安机关的检查和专家鉴定，李大妈购买的这些"健康口服液"，无论第一代，还是第二代，成分都只不过是色素兑糖水，唯一的区别是第二代稍微浓一点，谈不上任何"保健"功效！

警官告诉李大妈，这种还算好的，糖水至少没有害处，警方查获的一些案件中，甚至有将安眠药、止痛片等和糖水混一起的，其目的无非是让老年人感觉有"睡得香""不痛了"的"神奇"功效，长期服用这些东西，对身体无疑是有害的！就李大妈也差点喝出问题，因为李大妈片面相信保健食品的神奇功效，就擅自停服了降血压的药，身体又出现了异常，幸好及时知道了真相，才没酿成大祸。

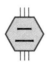

保健品心理防骗技巧

综合以上台前故事和幕后真相可以看出，这些所谓的保健品销售，简直就是典型的"局中局"和"谜中谜"！中老年人之所以容易上当受骗，成为他们主攻的对象，是因为中老年人普遍有以下心理特点：

（一）占小便宜心理——看似"小便宜"，实则"大陷阱"

商家们惯用一些价值不高的礼品来吸引中老年人，例如鸡蛋、洗衣粉、卫生纸、大米、食用油等日常用品，通常也就十几元到几十元不等。不少人抱着"我只是去看看、拿点礼品，不买他们东西"的打算，就被引入了商家精心布置的营销场地，开始了与商家的心理较量。

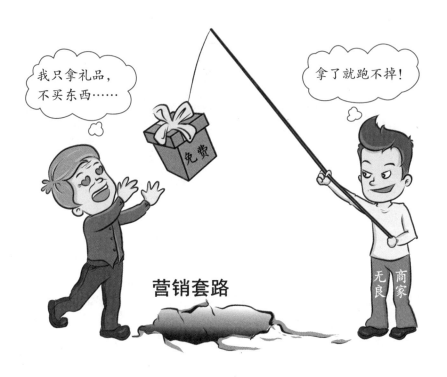

营销套路

　　所谓"买的没有卖的精"，哪怕防备在先，单打独斗的中老年人通常还是难以抵挡商家团队的精心布局，经过几天的心理攻势，往往容易败下阵来，花掉很多冤枉钱。你在盯别人的礼品，别人在盯你的钱包。所以，从一开始就不要去贪那些便宜的小礼品，"天下没有免费的午餐"，否则"捡了芝麻"却可能会"丢了西瓜"。

（二）用感性做判断——知人知面不知心

为了达到营销目的，商家会对自己进行"包装"：将销售员包装成讲话头头是道的"专家"，或者是懂事又贴心的"孝子"，以满足我们中老年人不同的心理需要。然而这背后的目的都只有一个——营销他们的东西，掏你的钱包。

还有一点要特别注意的是，判断一个人的善恶，不能仅凭"态度"来判断"发心"。我们都渴望别人态度良好，然

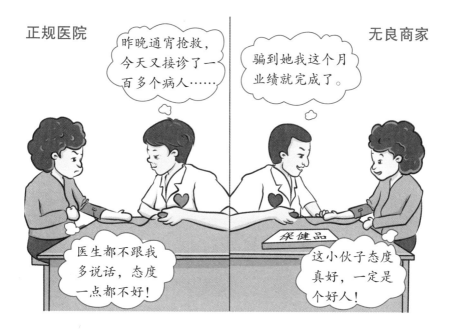

而当他人的态度没有达到我们预期的时候，我们也需要理性、冷静地思考背后的原因，而不是随意就心生怨恨。

部分无良商家在做营销时，会教唆咱们不要相信医生，甚至反抗自己的子女，就是利用了我们心底潜藏的不良情绪。如果商家只是吹捧自己多好还情有可原，这种挑拨亲子和家庭关系的做法，就完全是不可容忍的了，必须引起我们每个中老年人的警惕！

正规医院的医生，总是最希望病人恢复健康；当子女的，也都是最期望着父母好——这就跟我们当年严厉管教子女是一个道理。俗话说"良药苦口"，切莫因为无良商家的"糖衣炮弹"，就犯了唐僧"人妖不分"的错误，疏远自己的亲人，把骗子当"亲儿女"和"恩人"，就真是"老糊涂"了。

（三）自我催眠——帮助商家"劝说自己"

自我催眠，主要指的是冲动购买之后的自我申辩和自我安慰。自我催眠是一种不自觉的心理暗示行为，主要发生在被商家营销、购买保健品之后。此时的自我催眠主要体现在以下两个方面：

第一种，暗示自己保健品是有效果的。有的人冷静下来之后，隐约也会察觉到自己似乎是上当了，但出于自尊不愿意承认；为了维护自己的"面子"，于是就暗示自己：保健品肯定是有效果的。在不断的心理暗示之下，有人就会觉得自己用了保健品之后，好像真的变精神了——这就是医学上所说的"安慰剂效应"。

安慰剂效应

　　安慰剂，是指没有药物治疗作用的片、丸、针剂。安慰剂效应，则是指病人虽然获得无效的治疗，但却"预料"或"相信"治疗有效，而让病患症状得到舒缓的现象。

　　根据 1955 年美国毕阙博士（Henry K. Beecher）发表的研究，大约有三分之一的受试者会对安慰剂有显著反应。但 2011 年在《新英格兰医学杂志》上发表的一篇对哮喘患者分别使用特效药和安慰剂后，患者肺通气状况的实验研究表明，安慰剂仅改变了人们对症状的心理体验，并没有改善导致症状的生理根源。

　　第二种，暗示自己是因为销售员才购买。有的人对保健品本身并不迷信，但是招架不住销售员的拼命推销而购买了自己并不需要的保健品："小伙子待我这么好，我就当支持他工作了""小姑娘老来看我，给我送礼，我还是买点吧"。这种情况下，我们要分清楚自己需要的到底是"情感服务"还是"保健品"。如果需要的是"情感服务"，完全可以就服务直接付钱给"服务人员";如果需要的是"保健品",正确做法是去正规药店,在专业药师的指导下购买。否则我们不仅无法买到自己真正需要的东西,还会多花冤枉钱,甚至损害自己的身体健康。

自 我 催 眠

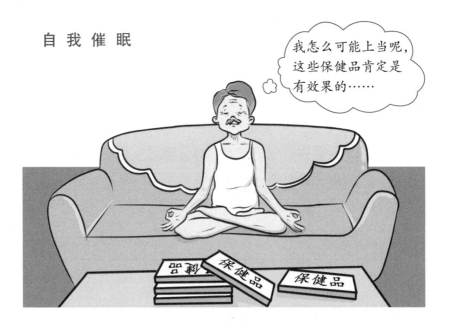

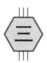

财教授实操课堂：
购买保健品如何避免上当受骗

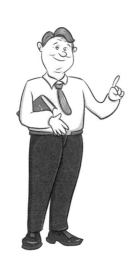

我们如何在日常生活中，避免落入保健品欺诈营销的陷阱当中呢？

（一）不占便宜不参会

警惕路边的"免费养生讲座"，特别是以"送礼"为吸引人噱头的讲座。我们要学习养生保健知识，完全可以从正规渠道学习，如通过老年大学，或权威的官方电视节目和视频课程，等等。只要我们不贪图小便宜，不随便参会，就能从根本上避免后续"被套路"的一系列风险。

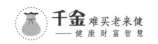

（二）多交朋友多活动

有的中老年朋友去参加保健品的营销会议，或者对保健品销售人员产生依赖，其实是出于情感需要。退休后没有事做，子女忙又不在身边，容易产生寂寞、空虚的情绪。此时，他们就难免想去人多热闹的地方，或者期待有人跟自己聊聊天。一旦这种情感上的需要没能得到满足，就很容易被不良商家钻空子。商人"无利不起早"，他们瞄准的都是我们的"钱袋子"，想要从这些无良商家那里获得情感满足，无异于饮鸩止渴。

所以，我们中老年人一定要注意自己的情感需求，多交朋友、多出去和朋友活动，这样不仅能避免我们被有不良居心之人乘虚而入，还能让我们享受友谊的乐趣、保持身心健康、愉悦。

（三）想要保健找医生

一些比较注重养生的中老年人，有时候也会自己想要选购一些保健食品，此时的正确做法是前往正规医院，结合自己身体的检查状况，听取医生的建议后，到正规的药店购买。想要保健我们首先想到的应该是医生，而非路边"养生讲座"上未经鉴别的"专家"。

保健品营销防骗口诀

"免费礼品"费不免，你想礼品他想钱；
买前冷静多三思，买后莫要自催眠。

亲情营销看似好，叫你爸妈搞离间；
莫学唐僧花了眼，错把亲人来埋怨。

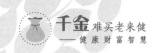

◆ 五德财商之本章财德

用钱之德源于仁

　　当今社会，不同年龄段会遇到不同的消费陷阱，中老年人最需要注意的就是"保健品类"消费陷阱。不少中老年朋友平时非常节约，剩饭剩菜舍不得倒，衣服破了舍不得扔，但是购买几百元上千元的保健品、眼睛都不眨一下——这样的行为真的是在"节俭"吗？

　　我们在选购保健品的时候，若盲目听信"会议营销"和销售员的话，不经过专业医生的指导，不通过正规渠道购买，就可能导致不但花了冤枉钱，还会损伤身体的后果。若钱花出去，不仅没有起到正向的帮助，还伤害了身体，掏空了自己的口袋，养富了骗子，这无疑是于人、于己、于社会都不划算的消费行为。我们大半辈子辛苦打拼积累下来的财富，要用在最需要的"刀刃上"，才算得上是真正的"节俭"。

本章知识要点

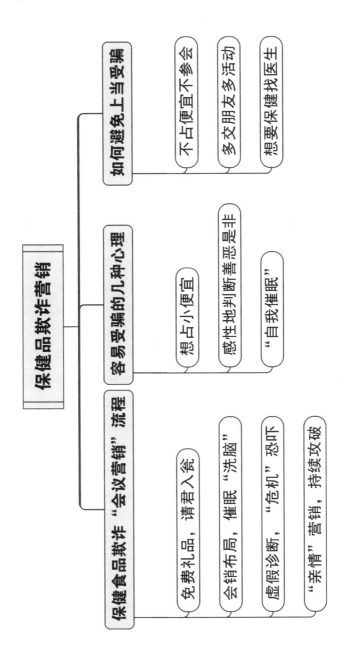

保健品欺诈营销

- 如何避免上当受骗
  - 不占便宜不参会
  - 多交朋友多活动
  - 想要保健找医生

- 容易受骗的几种心理
  - 想占小便宜
  - 感性地判断善恶是非
  - "自我催眠"

- 保健食品欺诈"会议营销"流程
  - 免费礼品，请君入瓮
  - 会销布局，催眠"洗脑"
  - 虚假诊断，"危机"恐吓
  - "亲情"营销，持续攻破

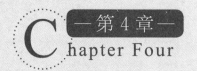

揭秘保健品（下）

——科学选购保健品

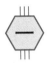

保健品市场乱象

保健品，一般泛称保健食品和保健用品。

> **保健食品的定义，根据《中华人民共和国食品安全法》**
>
> 保健食品，是指声称具有保健功能或者以补充维生素、矿物质等营养物质为目的的食品。即适宜于特定人群食用，具有调节机体功能，不以治疗疾病为目的，并且对人体不产生任何急性、亚急性或慢性危害的食品。

> **保健用品的定义，根据中国保健协会、社会科学文献出版社出版的《保健蓝皮书》**
>
> 保健用品，是指个人不以治疗疾病，而以日常保健

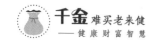

为目的，直接或间接使用的，具有缓解疲劳、调节人体机能、预防疾病、改善亚健康状态、促进康复等增进健康的特定功能的用品。

在我国"保健食品"具有明确的法律定位，生产、经营、进口都需要行政许可；而"保健用品"属于"没有实施批准文号管理的产品"，目前不需要行政许可，适用《行政许可法》第13条由市场自律和行业自律来管理。

作为一个历史悠久的养生保健大国，保健品本来是传统健康养生理念的延伸和应用，但在保健品商业化之后，市场所出现的种种乱象，已经让保健品严重偏离了"养生保健"的初衷，被部分无良商家渲染成了"包治百病"的"神药"或"神器"。这种"保健品"不仅达不到养生保健的效果，还会浪费我们的金钱，甚至可能对我们的身体造成伤害。

在我们的保健品市场，特别是保健食品市场，主要存在着以下两类违法违规行为：

第一类"假冒伪劣"：这里主要指的是未经许可生产、经营或进口的保健食品，以及采用保健食品标签虚假标识的"冒牌"产品；或者是存在质量问题的保健用品。

第二类"虚假宣传"：利用网络、会议营销、电视购物、直销、电话营销等方式违法营销宣传、欺诈销售保健食品或保健用品的行为。

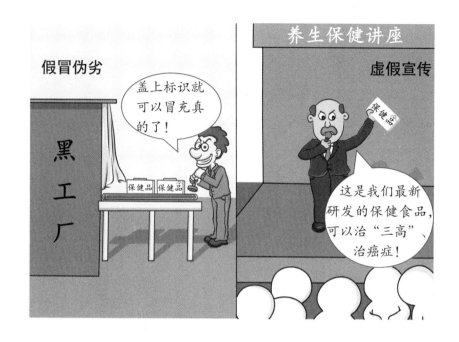

　　2017 年，国务院食品安全办牵头，联合 9 部门印发了《食品保健食品欺诈和虚假宣传整治方案》，在全国开展食品、保健食品欺诈和虚假宣传的整治工作。过去一些保健食品通过公开媒体播放虚假违法广告的现象已经得到有效治理，但如今在暗处，仍然有一些漏网之鱼在违规生产、宣传和销售保健品。

　　我们应当认真学习保健品相关知识，做好自我识别和防范。学习不仅能让我们少花冤枉钱、减少上当受骗的概率，还能让我们知道该如何正确购买适合自己的保健品，把钱花在刀刃上，真正为自己的健康造福。

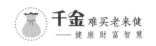

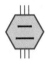

保健品的功效与定位

（一）保健食品的功效及不当服用的危害

1. 保健食品功效、定位

根据《食品安全法》，保健食品属于"特殊食品"的一种；其定义区分于"药品"和"普通食品"，有着严格的制度规定。

保健食品与"药品"最大的区别在于：保健食品不得声称对疾病的预防、治疗功能；而药品专用于预防、诊断和治疗人的疾病，需标注适应症状或功能主治。

保健食品与"普通食品"最大的区别在于：保健食品可以声称保健功能；而普通食品不得宣称保健功能。

对于保健食品的功能声称，国家市场监督管理总局经过组织医学、药学、食品、营养等领域专家多次研究论证，于2019 年 3 月发布了《市场监管总局关于征求调整保健食品保健功能意见的公告》，给出"调整部分保健功能声称表述"的建议，同时拟取消部分保健功能的受理和审批。目前，监管部门依法批准注册的保健食品允许声称的保健功能仅有 18类（见表 1 中"调整后功能名称"列）。

结合国家市场监管总局在 2018 年 9 月发布的《关于防范保健食品功能声称虚假宣传的消费提示》，我们将允许声称的保健功能和对应常见虚假宣传表述整理为下面的表格，供大家参考：

表 1 首批拟调整功能声称表述的保健功能表

序号	原功能名称	调整后功能名称	常见虚假宣传表述
1	免疫调节 / 增强免疫力	有助于增强免疫力	防癌；抗癌；对放化疗有辅助作用等
2	抗疲劳 / 缓解体力疲劳	缓解体力疲劳	提高记忆或学习专注力；提高性功能；预防因疾病引起的身体疲劳；改善缓解脑力疲劳；壮阳等
3	抗氧化	有助于抗氧化	治疗肿瘤；预防治疗心脑血管等疾病；预防老年痴呆；治疗白内障；延年益寿等
4	改善骨质疏松 / 增加骨密度	有助于促进骨健康	增高；促进骨骼生长；治疗骨损伤；增强身体强度等

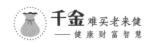

续表

序号	原功能名称	调整后功能名称	常见虚假宣传表述
5	改善胃肠功能（润肠通便）/通便	有助于润肠通便	治疗便秘等
6	改善胃肠功能（调节肠道菌群）/调节肠道菌群	有助于调节肠道菌群	治疗肠道功能紊乱；治疗便秘、腹泻；增强免疫力等
7	改善胃肠功能（促进消化）/促进消化	有助于消化	治疗胃胀、胃痛等
8	改善胃肠功能（对胃黏膜损伤有辅助保护作用）/对胃黏膜损伤有辅助保护功能	辅助保护胃粘膜	治疗胃部疾病；对所有程度的胃黏膜损伤均有保护功能；酒前、酒后服用解酒等
9	耐缺氧/提高缺氧耐受力	耐缺氧	可缓解因心脑血管系统障碍或呼吸系统障碍导致的供氧不足；治疗脑缺氧；治疗运动缺氧；补氧等
10	减肥	有助于调节体脂	无需保持健康合理膳食和运动等规律生活习惯，可达到快速减脂、减体重、塑形效果，体重不反弹；预防便秘；可完全替代正常饮食等

续表

序号	原功能名称	调整后功能名称	常见虚假宣传表述
11	美容（祛黄褐斑）/祛黄褐斑	有助于改善黄褐斑	可根除黄褐斑；提高肌肤自身养护能力；有效抑制并淡化黑色素等
12	美容（祛痤疮）/祛痤疮	有助于改善痤疮	修护受损肌肤；清除黑头；预防长痘；改善各种面部肌肤问题等
13	美容（改善皮肤水分/油分）/改善皮肤水分	有助于改善皮肤水分状况	抗皮肤衰老、暗黄、色斑；延缓衰老；抑制黑色素等
14	改善记忆/辅助改善记忆	辅助改善记忆	提高智力；提高学习专注力；提高考试成绩；缓解脑力疲劳、头昏头晕；预防老年痴呆等
15	清咽润喉/清咽	清咽润喉	辅助戒烟；抗雾霾；缓解烟毒、霾毒；对疾病引起的咽喉肿痛有治疗效果、治疗慢性咽炎等
16	改善营养性贫血/改善缺铁性贫血	改善缺铁性贫血	调节内分泌失调；养颜美容等
17	改善视力/缓解视疲劳	缓解视觉疲劳	治疗近视；预防和治疗白内障、青光眼等
18	改善睡眠	有助于改善睡眠	缓解大脑衰老、神经损害；可替代安眠药快速入睡；保持皮肤光泽等

从上面的表格中可以看出，监管层经过严格的研究论证，允许保健食品声称的保健功能描述主要为"有助于改善……""辅助保护/改善……"和"缓解……"等等，并无"预防"或"治疗"某种疾病的功能。监管部门也多次向消费者传达：单纯服用保健食品并不能起到预防或治疗疾病的作用，更不能替代药物。所以，凡声称具有疾病预防、治疗功能的保健食品，一律不符合国家规定和要求，一定程度上已经违法、属于不合格产品，千万不要再买。

只有调整名称后的这18项功能，是保健食品能够用来声称和宣传的哦！

2. 不当服用保健食品的危害

我们绝大多数人选购保健食品，并没有去正规医院咨询过专业医师的建议，仅是通过广告宣传、会议营销或者上门推销，就盲目购入保健食品服用，殊不知这样很容易出现"不当服用"的问题。

不当服用保健食品，包括服用不适合自己的保健食品或者过量服用保健食品，甚至用保健食品替代药品等，这些情况都会对我们的身体造成伤害。

　　相关研究报告显示，我国的药物性肝损伤患者中，有26.81% 系服用膳食补充剂（保健食品）或传统中草药导致。这告诉我们，在服用保健食品时一定要注意适当、适量，"纯天然"的中草药也并非完全无毒无害，"肝毒性"就是其中一项潜在危害。我们平时购买和服用保健食品，应当尽量在专业医师的指导下进行。

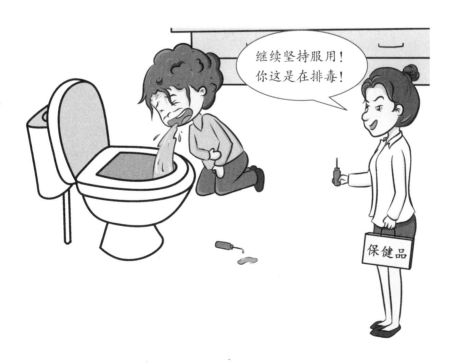

有些人在不当服用保健食品之后，出现身体不适等中毒反应，此时无良商家会哄骗说这是在"排毒"，是"治疗疾病的正常反应"，并忽悠人们继续服用。要知道，无论什么时候，身体出现非正常的不良反应时，都应高度警惕，尤其是服用新药、食用新的保健食品的时候，更要特别小心。一旦是中毒所致而被不良商家误导为"排毒"、未及时就医，一方面将耽误治疗，另一方面会继续加深中毒反应，严重时会对我们的身体造成不可逆转的严重伤害。所以，我们一定要多学习相关知识，做到不盲目、不轻信，对自己的身体负责。

（二）保健用品的功效探究

与保健食品不同，保健用品属于"没有实施批准文号管理的产品"，目前尚无行政许可标准，全靠市场和行业的自律管理。因此，保健用品市场也存在着许多乱象和争议。

通常来说，保健用品具有日常生活用品的性质，如健身器、按摩器、磁水器、保健香袋、衣服鞋帽、垫毯等。"保健用品"区别于"医疗器械"，并不具备治疗疾病的功能，仅具有日常保健功能。根据《保健蓝皮书》，保健用品和医疗器械的区别如下表所示：

表 2 保健用品和医疗器械的区别对比

项目	保健用品	医疗器械
使用对象	主要用于家庭，由保健者本人使用	主要用于医院，需医生或护士操作
作用对象	主要作用于一般人群（健康、亚健康人群）	主要作用于患者
使用目的	主要用于调节人体机能，增进健康	主要用于疾病的诊断和治疗
要求的强度、频率	强度相对弱、频率相对低	强度相对强、频率相对高
对人体的副作用	不允许对人体产生任何危害	副作用不可避免

所以，同保健食品一样，保健用品也不能替代医疗器械，不能声称可以治疗疾病，仅能起到辅助调节人体机能的作用，并且作用非常有限。对于声称有"治疗"作用，甚至可以"预防重大疾病"的保健用品，都属于欺诈和虚假宣传，需要我们高度警惕。

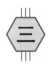

财教授实操课堂：
如何科学选购保健食品

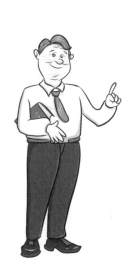

结合国家食品药品监督管理总局的发布的《关于防范食品、保健食品欺诈和虚假宣传行为的消费提示》，我们要想科学选购保健食品，需要遵循以下几个步骤：

（一）查身体，遵医嘱

每个人的身体状况各不相同，所需要的调理方式也不同。我们不论是选购保健食品还是保健用品，都需要结合自己在正规医院的体检结果或检验报告，征求正规医师的建议后，再有针对性地购买。

（二）买保健食品，看场所、验资质

我们购买保健食品时，一定要到证照齐全的正规场所购买产品，特别要注意店家有没有营业执照和食品经营许可证（如图1所示）。我们可以把证书拍摄下来，让亲人协助我们在网络上核实证照的真实性。查询食品经营许可证，可以登录"全国食品经营许可社会公众查询网站"https://spjyxk.gsxt.gov.cn 进行查询。通过网络、会议、电视、直销和电话等方式购买产品，也应先行确认资质信息。

全国食品经营许可
社会公众查询网站

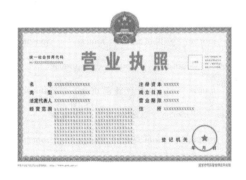
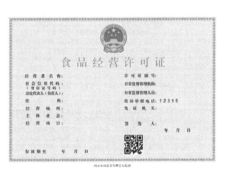

图 1 营业执照和食品经营许可证样证

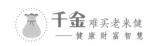

（三）查外包装，看说明书

购买保健食品时，我们需要仔细看外包装和说明书。仔细查看外包装标签标识及产品相关信息，做到以下"四不"：

第一，不要购买无厂名、厂址、生产日期和保质期的产品；

第二，不要购买标签上没有食品生产许可证号的预包装食品；

第三，不要购买标签或说明书中提及可以预防疾病、有治疗功能的产品；

第四，不要购买标签上没有保健食品批准文号，但声称是保健食品的产品。

保健食品批准文号就在保健食品包装正面、"小蓝帽"的下方，样式以"国食健字＋年号"或"卫食健字＋年号"的形式出现（如图2所示）。"小蓝帽"和保健食品批准文号，两者都是保健食品必须具备的标识，缺少任意一个，都属于假冒伪劣的"保健食品"。

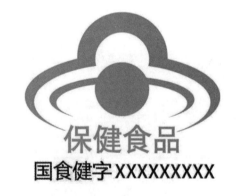

图2 保健食品标识及批准文号样式

核实保健食品批准文号，可以登录国家市场监督管理总局官方网站下的"特殊食品信息查询平台"（如图 3 所示）http：//tsspxx.gsxt.gov.cn/gcbjp/tsspindex.xhtml， 进行保健食品注册信息的查询。

特殊食品信息
查询平台

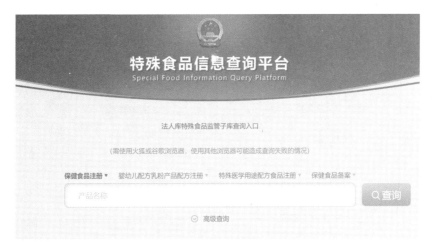

图 3　特殊食品信息查询平台网站

最后，如果我们发现有保健食品的假冒伪劣或者虚假宣传的情况，我们应当及时拨打 12315 消费者保护热线投诉，避免更多人上当受骗。

保健品知识口诀

身体健康要保健，购买产品仔细看；
正规厂家和商家，经营许可是关键。

批准文号看包装，小小帽子叫小蓝；
规定功效十八项，打胡乱说要明鉴。

正规体检听医嘱，莫把保健来当饭；
保健最多是辅助，真有病时去医院。

挣钱之德源于义，用钱之德源于仁

　　不良商家虚假宣传、欺诈营销保健品，或售卖假冒伪劣保健品等，挣的都是"不义之财"。俗话说"多行不义必自毙"，我们一方面可以学习相关知识、提高防骗本领，不让骗子有机可乘；另一方面在发现以上违规行为时，及时拨打 12315 消费者保护热线投诉，也能避免更多人上当受骗。

　　购买保健品时，我们一定要清楚自己买的产品只是"保健"品，只能辅助调节身体，而不能对疾病进行治疗或预防。要治疗疾病，需前往正规的医院，寻求专业医生的帮助；要预防疾病，在平日养成良好的生活习惯，作息规律、合理饮食、坚持锻炼，其实相较于服用保健食品来说更加有效。这样才是"对症下药"，把钱用在刀刃上。

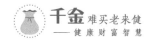

本章知识要点

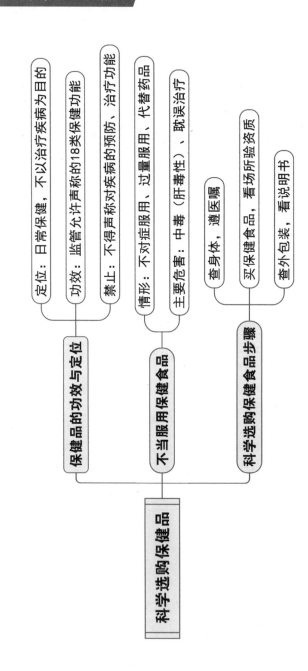

科学选购保健品

- 保健品的功效与定位
  - 定位：日常保健，不以治疗疾病为目的
  - 功效：监管允许声称的18类保健功能
  - 禁止：不得声称对疾病的预防、治疗功能
- 不当服用保健食品
  - 情形：不对症服用、过量服用、代替药品
  - 主要危害：中毒（肝毒性）、耽误治疗
- 科学选购保健食品步骤
  - 查身体，遵医嘱
  - 买保健食品，看场所验资质
  - 查外包装，看说明书

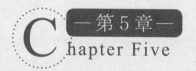

─第5章─

Chapter Five

营养膳食与中医养生

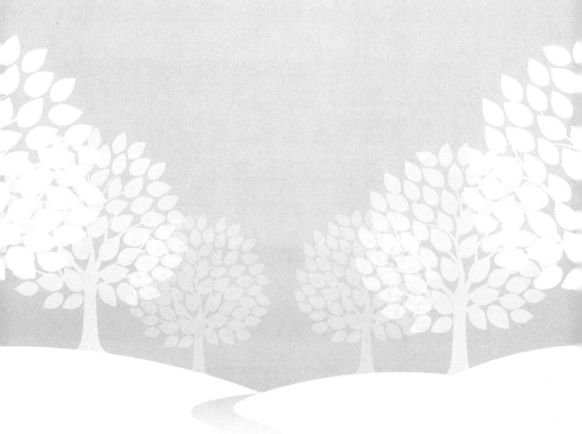

S 说在前面的话
Speaking of which

"未病先防、未老先养"，中医主张医食同源，要治未病而不是病后再治。如何通过合理的膳食安排，直到防病、养生、保持健康，是这一章讨论的主要内容。

我们经常看到一群老人围着争抢某种"防癌""抗癌""养肝"的蔬菜或者瓜果，也有中老年人认为自己肾虚，就专门吃那些"补肾"的东西，无论多贵都吃，然而这些做法是不是真的有效呢？

养生最重要的前提是要讲科学，即要符合医学、科学、人体代谢和四时寒凉的变化，才能少走弯路，少花冤枉钱。庄子《南华经》里有个典故叫"鲁侯养鸟"，讲鲁国的郊外飞来一只奇异的海鸟，鲁王以为是神鸟下凡，命令把鸟捉进宫中供养在庙堂；他让宫廷乐队为海鸟演奏庄严肃穆的宫廷乐曲，让御膳房为海鸟摆下最丰盛的酒席。结果海鸟被这种场面吓得惊慌失措，吃喝不进，三天以后就死掉了。在鲁王看来最好的东西，对鸟儿却是折磨和无法接受的。鲁王不可谓不用心，也不可谓不下血本，但结果却不是他想看到的，其原因只是——不讲科学，不尊重客观规律。

每个人的身体状况不尽相同，调理的方法也有所差异，很难一概而论某种食物或者方法能同时适用于所有人，所以，一定先听取专业人士的建议后再行动。病有病情，时有四气（寒、热、温、凉），食有五味（辛、酸、甘、苦、咸），只有自己的身体状况、天气和食谱相匹配，才是好的膳食养生方式。

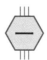

冯大伯的养生弯路

　　冯大伯退休后，和老伴在城郊小区养老，一双儿女都已成家立业，这退休日子还算过得舒坦。美中不足的是，冯大伯患有高血压和慢性胃肠疾病，多少影响着他的生活质量，他也因此对"养生"产生了浓厚的兴趣，希望能借一些"养生之道"来调理自己的身体。

　　一天，冯大伯看到一个"食疗专家养生讲座"的宣传单，便拉着老伴前去听。讲座上，"食疗专家"张"大师"没有经过任何诊断就告诉在场所有听众：吃凉拌生茄子和生绿豆汤能降血压，并举出大量所谓"有效案例"。冯大伯信以为真，在讲座结束后以 399 元的价格，购买了张"大师"的"食疗养生食谱"。

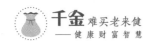

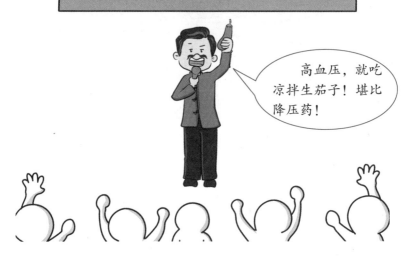

食疗专家养生讲座

高血压，就吃凉拌生茄子！堪比降压药！

　　回家后，冯大伯便满怀期待地按照张"大师"的"养生食谱"，天天做凉拌生茄子和生绿豆汤吃。不料短短几天后，冯大伯就因为腹泻脱水住进了医院。

　　原来，生茄子和绿豆本就是寒凉性质的食物，而冯大伯患有慢性胃肠疾病，脾胃虚寒，大量进食后造成了腹泻。刚开始冯大伯误以为是"治疗"的正常现象，没有立即停止食用，最终因连日腹泻、严重脱水而被送进医院。

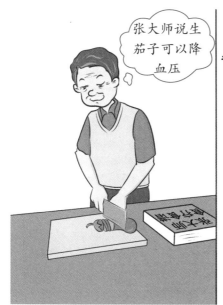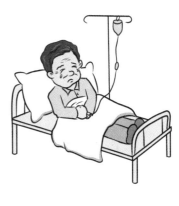

　　冯大伯出院后，在正规中医的指导下，通过合理的食疗方案调养脾胃，渐渐恢复了健康。老中医告诉他，每个人的身体情况都是不同的，食疗养生也需要"对症下药"。像张"大师"这样不分情况、"千人一方"的做法万万不可取。张"大师"贪图钱财，不经科学考证、胡编乱造养生食谱让中老年人随意进食，公安机关随后也对其进行了查处。

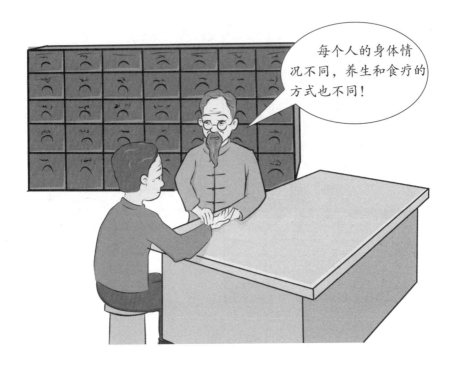

实际上，冯大伯的出发点并没有错。通过合理的膳食食疗，的确可以达到调养身体和缓解疾病的目的，但是"万物皆有道"，进行食疗时也需要遵守一定的准则。我们广大中老年人，不少患有程度不一的慢性病或消化病，身体相对虚弱，食疗时若不注意食物本身的特性，就很容易闹出像冯大伯这样、令人哭笑不得的故事来。

张"大师"这类"江湖骗子"，正是利用了大多数中老年人缺乏养生食疗的相关知识、又急于调养身体的心理，才得以如此轻松的行骗。接下来，我们就为大家介绍一些中医养生和营养膳食的相关知识，让大家一方面可以正确利用这些知识来调养身体、增强体质、延年益寿；另一方面可以避免上当受骗、人财两空。

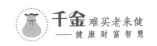
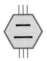

营养膳食和中医养生介绍

（一）什么是营养膳食

"膳食"指的是我们日常进用的饭菜。"营养膳食"是通过饮食使人体获得均衡合理的营养，满足人体的生长、发育和各种生理、体力活动的需要。

人们只有通过合理的膳食才能满足身体需要、维护身体健康，减少疾病的发生。中老年人更是如此，由于器官功能退化，日常活动减少，基础代谢下降，中老年人在饮食时甚至需要"特殊定制"。

中国营养学会组织编著的《中国居民膳食指南（2016）》，对中国居民不同膳食的每日摄入量提出了建议。我们可以参照进行日常饮食的安排。中老年人在此基础上，还可以再适

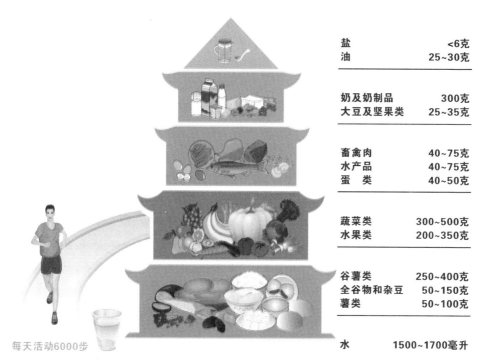

盐　　　　　　　　　　<6克
油　　　　　　　　　　25~30克

奶及奶制品　　　　　　300克
大豆及坚果类　　　　　25~35克

畜禽肉　　　　　　　　40~75克
水产品　　　　　　　　40~75克
蛋　　类　　　　　　　40~50克

蔬菜类　　　　　　　　300~500克
水果类　　　　　　　　200~350克

谷薯类　　　　　　　　250~400克
全谷物和杂豆　　　　　50~150克
薯类　　　　　　　　　50~100克

水　　　　　　　　　　1500~1700毫升

每天活动6000步

图 1　中国居民膳食宝塔图

图片来源：《中国居民膳食指南（2016）》中国营养学会组织编著

度减少油、盐的摄入量，以便更适应自己的身体所需。

（二）什么是中医养生

养生又叫作"保生"，简单来说，就是采取各种方法保养身体、增强体质、预防疾病、增进健康，提高我们生活的质量。

在我国很早的医学典籍《黄帝内经》里，中医养生学就已经是其重要的组成部分，有着较为系统的理论和方法体系。中医养生主张："未病先防、未老先养"，就是说，人在疾病尚未发生时，就应该先采取预防措施；在尚未老去时，就应该开始保养身体。

中医养生有三大主要法宝：天人合一、阴阳平衡、身心合一。因此，中医养生会随着自然环境和四时气候的变化，主动调整方法，强调同时调养身体和心灵，进而产生了食疗养生、运动养生、情志养生、经络养生等丰富多样的养生方法。

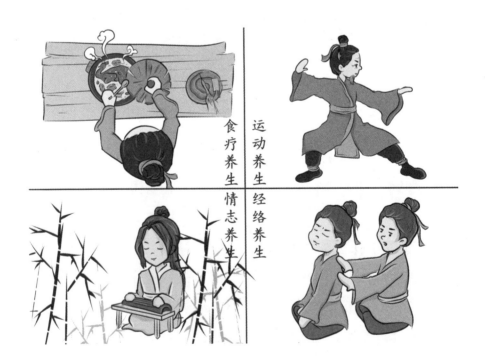

食疗养生　运动养生
情志养生　经络养生

（三）什么是食疗养生

"食疗"是中医养生里极其重要的一个方法。

从前，我们的祖先为了生存下去，必须摄取食物。他们在寻找食物的过程中，发现了许多食物可以用于治疗疾病，许多药物也可以用于日常食用，即"药食两用"，并形成了"食药不分家"的说法。药物与食物的这种特殊关系，正是"食疗"诞生的基础。

人们通过巧妙地搭配食物和药物，或是使用药食两用的食材，经过一定方法的烹制，所制作出的特殊膳食，被称作药膳。通过服用药膳，人们既能满足营养需求，又能调理身体，预防、治疗疾病，这便是我们所说的"食疗"。

1. 药食同源

简单来讲，"药食同源"是说医药和饮食属于同一个起源。中药和食物，都是源于自然界的动物、植物及部分矿物质，因此我们说中药和食物的来源是相同的。

大家知道，源于大自然的物质中，能用来治病的，我们就把它们称作药物；能用来饮食的，我们就称它们为食物；而还有一部分，既有治病的作用，也能当作饮食，这种我们就称其为"药食两用"。

比如我们日常生活中常见的：大枣、蜂蜜、菊花、山药、橘皮、山楂、枸杞子、乌梅、核桃、杏仁、花椒、小茴香、肉桂等，它们既是大家常吃的食物，又具有药用功能。它们作为药物和食物的来源相同，关系界限又难以严格区分，认识到这一点，我们便不难理解什么是"药食同源"了。

2."药圣"李时珍的"食疗保健"

李时珍是我国明代著名的医药学家，他所著的《本草纲目》将我国的本草药学研究推向了巅峰，他被后世尊为"药圣"。《本草纲目》对世界产生了深远的影响，先后被译成日、法、德、英、拉丁、俄、朝鲜等十余种文字在国外出版。英国的大科学家李约瑟就曾说："明代最伟大的科学成就是李时珍的《本草纲目》。"

李时珍除了在医药学上取得了巨大的成就，在养生保健方面也颇有心得，是一位名副其实的"养生专家"。他认为：一个人能不能健康长寿，在于他的饮食的合理性。

在李时珍众多的养生方法中，他最喜欢的是用药粥养生。他认为，很多老年人牙齿都有不同程度的损坏，加上脾胃功能虚弱，吃粥十分有益健康。李时珍称药粥是"世间第一补人之物"。

李时珍十分认可"寓医于食"的做法，也就是说将食物当作药用。食物当药用，既具有营养价值，又具有药效，能够强身健体，防治疾病。李时珍用谷类搭配一些具有药效的食材制成的稀饭，被称作药粥。他在《本草纲目》中介绍了许多以药粥养生的方法。

《本草纲目》中记载的许多药粥的养生疗效已经得到了现代医学的证实。李时珍所推崇的药粥养生，其中的原理便是我们平常所说的"药食同源"和"食疗"。这里要提醒大家的是，即便像李时珍推荐的药粥，也不一定就适合所有的中老年人。药粥的方子或成分、比例，需要根据不同人的情况进行调整，不要盲目认为随意熬了天天吃就行。

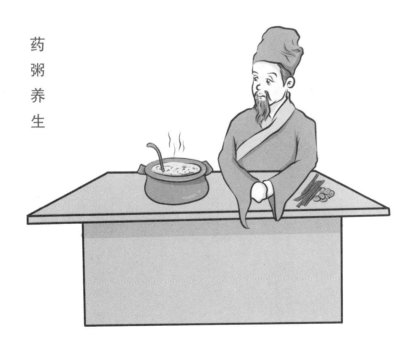

药粥养生

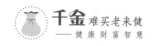

3. 食疗养生的应用范围

中医养生主张"预防观"。因此，食疗主要针对健康或亚健康人群，其次才是患者，它可针对性地预防或辅助治疗某些疾病。

药物"性质刚烈"，纠偏之性更强，但也可能产生不良反应。药物使用不当，不但不能治病，还会损伤身体。而用于食疗的大多属于"药食同源"这一类，性质"温和"，既美味可口又能满足人体所需营养，因此可以长期服用，适合用于慢性病的调理。自古以来，许多医家也都主张"先食疗，后服药"。

因此，大家平时可采用食疗调养身体、预防疾病，或辅助治疗某些慢性病。不过，当我们感觉身体出现异常时，一定要首先前往正规医院检查、就医，然后根据医嘱，服药结合食疗来治疗疾病。同时，我们一定要记住："食疗"一般不能代替药物治疗。这才是对待身体科学、负责的方法。

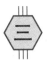

中老年人营养膳食和食疗建议

（一）哪些物质属于"药食同源"类

俗话说"是药三分毒"，这一点也不假。比起食物来说，药物的药性和偏性都更强，使用不当，往往会产生药物不良反应，严重时甚至会致死。所以，中老年人切不可擅自用药，包括照着说明书就随意服用那些中成药，更不可随便看了几本中医书，就照着处方乱开药。一般人不了解，中药的汤头或者处方，是需要根据病人的实际情况进行加减和变通的，不同药的分量、是否需要炮制、哪些药需要更换或去掉，都是极为讲究、极其专业的事，绝对不是"一方千人，万病一方"那么简单！

国家药品不良反应监测中心发布的《国家药品不良反应

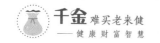

监测年度报告（2019 年）》显示：2019 年药品不良反应（事件报告）中，45 岁及以上患者占比达到了非常高的 63.4%。

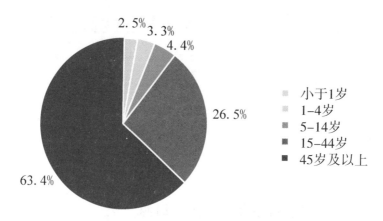

图 2　2019 年药品不良反应（事件报告）患者年龄分布统计图

相比之下，"药食两用"为主的食疗，能在带来一定药用效果的同时、减少不良反应事件，我们也应当重视"食物长期缓慢调整"的作用。那么到底哪些属于"药食同源"呢？

2002 年卫生部发布《关于进一步规范保健食品原料管理的通知》，确定 87 种"药食同源"的物质；2019 年国家卫生健康委员会、国家市场监督管理总局发布《关于当归等 6 种新增按照传统既是食品又是中药材的物质公告》，又新增了 6 种"药食同源"的物品。

93 种"药食同源"物品名单如下

　　丁香、八角茴香、刀豆、小茴香、小蓟、山药、山楂、马齿苋、乌梢蛇、乌梅、木瓜、火麻仁、代代花、玉竹、甘草、白芷、白果、白扁豆、白扁豆花、龙眼肉（桂圆）、决明子、百合、肉豆蔻、肉桂、余甘子、佛手、杏仁（甜、苦）、沙棘、牡蛎、芡实、花椒、赤小豆、阿胶、鸡内金、麦芽、昆布、枣（大枣、酸枣、黑枣）、罗汉果、郁李仁、金银花、青果、鱼腥草、姜（生姜、干姜）、枳椇子、枸杞子、栀子、砂仁、胖大海、茯苓、香橼、香薷、桃仁、桑叶、桑葚、橘红、桔梗、益智仁、荷叶、莱菔子、莲子、高良姜、淡竹叶、淡豆豉、菊花、菊苣、黄芥子、黄精、紫苏、紫苏籽、葛根、黑芝麻、黑胡椒、槐米、槐花、蒲公英、蜂蜜、榧子、酸枣仁、鲜白茅根、鲜芦根、蝮蛇、橘皮、薄荷、薏苡仁、薤白、覆盆子、藿香、当归、山奈、西红花、草果、姜黄、荜茇。

　　以上名单主要是用于规范我国食品生产市场中，原材料的选用范围。《中华人民共和国食品安全法》第三十八条规定，"生产经营的食品中不得添加药品，但是可以添加按照传统既是食品又是中药材的物质"。我们在日常生活中看到这些物质，也要明白它们其实是"药食同源"物品。

　　这里要说明的是，即使是上面列出的同源产品，我们在

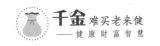

食用的时候也要注意适当、适量，不能连续不断地只吃一样或几样具有某种辅助功能的食物。过分的偏食本身会影响营养的均衡，对身体也是不利的。

建议中老年朋友坚持食用某些同源食品时，随时注意观察自己的身体情况，或者定期进行正规的体检。一旦发现身体异常，就要及时调整，特别是当这些异常与膳食有关的时候，就需要对自己的食谱做出改变。

（二）中老年人营养膳食建议

1. 日常饮食建议

（1）合理搭配食物

每日烹饪时，我们应合理搭配各种食物，满足身体各项营养需求。中老年人饮食可以谷类为主食，肉类为辅食，搭配各种蔬菜和水果，做到平衡、清淡、富有营养。

（2）合理烹饪食物

考虑到老年人大多牙口不好，加上消化器官功能衰退，饮食要做到熟软，切忌生硬。因此，烹饪时可采用炖煮，少用或不用煎炸。

（3）合理进食

一日三餐需要定时定量，不可暴饮暴食，也不可不分时间随意进食。患有胃病的中老年人可采取少食多餐。中老年人消化功能本就逐渐衰落，如果无节制、无规律的进食，势必会进一步造成肠胃的损伤。

饭后可散步缓慢行走消食，但请不要剧烈运动或运动过量。

2. 中老年人营养需求建议

中老年人的消化功能和身体代谢水平都不如年轻人，因此制作膳食食谱时，要根据自己的年龄和身体状况进行个性化定制。这里列出中老年人的营养需要，供大家制作膳食时参考。

◆ 热量

中老年人基础代谢下降，运动量减少，身体所需的热量也随之减少。正常的中老年人每日所需热量在 1600~2300 千卡之间，超过这个数值将可能导致肥胖。

◆ 蛋白质

中老年人每日应该摄入一定量的蛋白质以补充氨基酸，推荐以植物蛋白为主，如大豆；掺入少量其他动物蛋白，如蛋类、鱼类、牛奶。正常的老年人，摄入蛋白每天每 1000 克体重 1 克即可满足需要，过多则会增加肝肾负担。

◆ 脂肪

中老年人摄入脂肪不宜过多，一般脂肪供热占总热能的

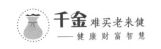

20% 就足够了，并以植物油为佳，如豆油、芝麻油。

◆ 碳水化合物

正常中老年人的碳水化合物日摄入量应控制在 300 克左右，碳水化合物的热量占比为总热量的 50% 左右，可主要从米饭、面食等主食中获取。

此外，中老年人不宜食用含蔗糖高的食品，也不宜过多食用水果、蜂蜜等含果糖高的食品。应该多吃蔬菜，增加膳食纤维的摄入，利于肠道蠕动，防止便秘。

◆ 维生素

维生素对维持中老年人身体健康十分重要。例如，维生素 E 可以抗氧化，减少老年斑的形成；维生素 C 不仅可以防止血管硬化，还能增强抵抗力。此外，维生素 A、B_1、B_2、B_3、B_6 也同等重要，摄入量都应达到我国的推荐摄入量。

维生素 A 可通过食用胡萝卜补充。

维生素 D 每日推荐摄入量 10 微克，维生素 E 每日推荐摄入量 12 毫克，维生素 C 每日推荐摄入量 100 毫克。

◆ 其他物质

其他如矿物质（如钙、铁），无机盐和水分等对于咱们中老年人而言，同样是不可缺少的重要营养物质。要说明的是，有些老年人错误地认为水越纯越好，平时只用"纯净水"，甚至蒸馏水，这对身体是极其不利的。因为纯净水或蒸馏水中没有了必需的矿物质。建议用矿泉水就好。中老年人每日钙的适宜摄入量为 1000 毫克。

　　我们可参考《中国居民膳食指南 2016》，查询自己年龄阶段的营养需求，调整自己的膳食结构，制作适合自己的膳食食谱，以满足自己身体的营养需要。

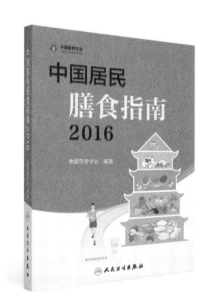

图 3　中国居民膳食指南书籍

中老年人部分营养素参考摄入量查询网址

常见食物营养素查询网址

　　这里为大家提供中老年人的部分营养素参考摄入量查询网址：https：//wenku.baidu.com/view/41ed843b4531b90d6c85ec3a87c24028905f8573.html#，以及常见食物的营养素查询网址：https：//yingyang.00cha.com/。

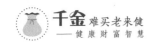

财教授实操课堂：
中老年人如何制作膳食食谱

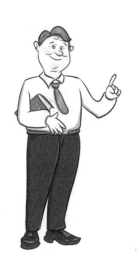

（一）中老年人中医食疗养生保健的建议

【中医饮食养生原则】

辨证施食，适当忌口

均衡膳食，荤素搭配

饮食节制，饥饱有度

食品多样，防止偏食

辨清虚实，顺应四时

1. 如何根据中医辨证调整饮食？

中医食疗养生讲究"辨证施食"，是指在综合分析个人的症状和体征的基础上，依据中医的治疗原则确定相应的食疗方式的做法。

食物同中药一样都具有各自的性味，如四气（寒、热、温、凉）和五味（辛、酸、甘、苦、咸）。我们在进行食疗时，必须根据个人的体质、具体病征、四季节气等选择适宜的饮食。下面，我们就简要举例介绍中老年人在食疗时，如何根据中医辨证调整饮食。

这里要注意，下面的建议，是以大家身体没有明显的病征、基本健康为前提的；若身体存在明显不适，请务必先咨询专业的医生，再考虑是否采纳这些建议。

（1）根据食物性味调整饮食

寒、热偏颇不明显的人适合食用平性食物，如：红薯、黄牛肉、玉米、土豆、大豆、山药、鸡蛋、蜂蜜等。

有虚热的人适合食用清补类的食物，如：灵芝、泥鳅、鱼类、铁皮石斛、鸭类、西洋参等。

有阳虚、气虚体弱等虚寒证的人，可食用温补性食物，如：羊肉、牛肉、鸡肉、鹿茸、腰果、芡实、桃核、山药熬粥、栗子炖肉、白果炖鸡、大骨头汤等。

中医认为，食物与药物都有酸、苦、甘、辛、咸五种味道，五味需要调和，不能过偏，否则会损害五脏，不利于健康。因而中老年人要做到淡食为宜，切忌辛辣、过甜或过咸。

随着年龄的增长，身体各个器官的功能都有所损伤，或是在逐渐退化，进行食疗养生时要根据以上特点，做到有所忌口。如患有热症、疮毒、目疾等的人要禁食辛辣类食物。

（2）根据疾病辨证调整饮食

中医的治疗原则是"寒者热之、热者寒之"，根据疾病的寒热属性选择食物或忌口。如怕冷、发热、无汗的表寒证，可食用热粥，热汤帮助发汗；如症状有烦躁，面色潮红，口渴喜冷饮，胸痛，腹痛，痰黄，便秘，小便短赤等的实热证，可食用一些清凉性的食物，如苦瓜、黄瓜、绿豆等；不吃羊肉、虾、黄鳝、葱、姜、大蒜、辣椒、橘子、荔枝等食物。中老年人患有胃肠道疾病时，应该以易消化食物为主，忌食很难消化的食物及辛辣刺激食品。

总之，食物有性味，疾病有病性，每个人的体质也是有区别的，在进行食疗养生保健时必须充分考虑到这些情况，辨证施食；边吃边注意调整，不要认死理或过于僵化地理解这些建议；必要时，及时听取专业医生的医嘱。

（3）不同季节食疗养生建议

人体的脏腑功能和气血运行都会随着季节的变化而变化，而"顺应四时"是中医食疗养生里一条极其重要的原则。这要求我们在食疗养生时，要根据四季的变化，选择适宜的食材和食疗方案。

【春季食疗养生】

在中医理论中，肝属木，与自然界春气相通应，主升主动，喜舒畅通达。因此春季既是肝病多发的季节，也是养肝、护肝的最佳时节。此外，肝气郁结，肝火过旺，则会影响脾胃消化吸收。因此，春季食疗重在养肝补脾。

春季食疗养生，原则上要"省酸增甘，以养脾气"。适量增加甘味食物，少吃酸味食物。常见甘味食物有：大米、小米、糯米、高粱、薏米、黑米、扁豆、黄豆、豇豆、南瓜、大枣、山药、银耳、春笋、菠菜、韭菜、胡萝卜、猪瘦肉、鲫鱼、草鱼、葱姜蒜等。推荐选取小米、山药、大枣、银耳等煮粥。不吃山楂、橘子等酸性水果，不吃人参、辣椒等温热类食物，不吃黄瓜、绿豆、茄子等凉性食物。

【夏季食疗养生】

夏季炎热潮湿，易伤津耗气，食疗调养应该着重于清热消暑，补气生津。夏季炎热导致消化不良，食欲不振，可适当多吃苦味、凉性的食物，如苦瓜、黄瓜、丝瓜、茄子、绿豆、鸭肉等。可适当多吃番茄、杨梅、山楂等酸性食物，可生津止渴，健胃消食。此外，中老年人要少食或不食冷饮，以免伤脾胃，可多饮常温水或淡盐水，补充水分。

同时，夏季要尤其注意饮食卫生，尽量避免吃陈食和变质的食物，否则容易引起腹泻、痢疾等肠道疾病，平时可多食用大蒜、洋葱等食物，起到抑菌、杀菌的作用。同时，用菊花、金银花等泡水喝，可清热解毒；用薏苡仁、莲子、山药等煮粥吃，可健脾胃，祛除暑湿；服用西洋参、党参等可补气。

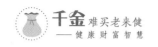
千金 难买老来健
——健 康 财 富 智 慧

【秋季养生食疗】

我们常说肺气通于秋，而秋季气候干燥，易出现燥症，秋燥易伤津液。因此，秋季食疗养生要以生津润燥、滋阴润肺为主。此时可以多吃芝麻、核桃、银耳、蜂蜜、牛奶等食物。

烹饪食品时，没有血糖问题的中老年人可以选择煮粥。例如，黑芝麻粥、核桃粥、银耳粥、冰糖雪梨饮等。此外，秋季气候逐渐变凉，中老年人为避免消化不良，饮食上也要少生冷、多温食。

【冬季食疗养生】

根据冬季属肾，肾主藏精的特点，冬季食疗养生的原则是温补助阳、补肾益精。"冬季进补，开春打虎"的谚语在我国民间广为流传，这是说冬季是进补的最佳季节。适合冬季食疗养生的食物有：羊肉、鳖甲、猪蹄、萝卜、藕、山药、核桃、板栗、大枣等。

历代养生医家都推荐冬季多采用炖煮、焖煨等加工方式，制作粥和汤。如羊肉粥、萝卜粥、山药粥、核桃粥、大枣粥；羊肉萝卜汤、猪蹄山药汤、银耳汤等。此外，冬季忌食生冷、黏硬的食物，中老年人尽量少饮酒，最好不饮酒。

（二）常见慢性中老年疾病的食疗建议

1. 高血压

高血压是最常见的慢性病，也是引发心脑血管病最主要的危险因素。发病率有随着年龄增长而增高的趋势，40 岁以上者发病率较高。除遗传和环境因素外，不良的生活习惯和饮食结构也是导致高血压的重要原因。如大量食用高盐、高脂肪、高胆固醇食物；长期饮酒抽烟，暴饮暴食等。患有高血压的中老年人在服用降压药的同时，也可通过食疗协同治疗。

（1）高血压饮食原则

①控制热量摄入，降低体重，减轻血管负担。

②减少摄入食盐，多摄入豆类、笋、豌豆、番茄等低钠高钾的食物。

③减少摄入高脂肪、高胆固醇食物，如肥肉，猪肝、蛋黄。

④补充维生素和膳食纤维。

⑤不抽烟，不喝酒。

（2）有益于防治高血压的食物

天麻、芹菜、茄子、黄瓜、萝卜、海鱼、海带、紫菜、山楂以及玉米、荞麦等粗粮。

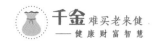

2. 糖尿病

糖尿病是由于胰岛素分泌缺陷或（和）其生物作用受损导致的高血糖病。糖尿病是中老年人最常见的代谢、内分泌疾病，中老年人患病率较高。中老年人多患 2 型糖尿病，肥胖者发病率高，常可伴有高血压，血脂异常、动脉硬化等疾病。对中老年人来说，肥胖、不良饮食结构、运动量小、吸烟等均可引发糖尿病。治疗糖尿病需要合理用药，坚持锻炼和规范饮食。

（1）糖尿病饮食原则

合理控制总热量，碳水化合物不宜控制过严、减少脂肪摄入、蛋白质的供应要充足，补充维生素、无机盐和微量元素的摄取，食物中要富含粗纤维；合理安排餐次，科学配膳。

（2）有益于防治糖尿病的食物

枸杞子、大蒜、大豆、荞麦、黄瓜、南瓜、苦瓜、竹笋、鸡肉、莴笋等。

3. 慢性胃炎

慢性胃炎是指不同病因引起的各种慢性胃黏膜炎性病变，是一种常见病，其发病率在各种胃病中居首位。中年以上发病率明显增高。

发病原因：长期饮烈性酒、浓茶、浓咖啡等刺激性物质；

中老年人大多有过长期服药，有的药物会损伤胃粘膜；长期饮食不规律，精神紧张等。主要症状为上腹隐痛、食欲减退、餐后饱胀、反酸等。

（1）慢性胃炎的饮食原则

进食要定时定量，有节制，不暴饮暴食，做到少食多餐。食物要富有营养且酸碱平衡。不吃辛辣、肥腻、生冷及各种刺激性食品。戒烟戒酒。

（2）有益于防治慢性胃炎的食物

山药、大枣、豆腐、西红柿、山楂、核桃、酸奶、鸡内金等。

4. 骨质疏松症

骨质疏松症以绝经期妇女及老年人的原发性骨质疏松最为多见，分别叫作绝经后骨质疏松症（Ⅰ型）和老年性骨质疏松症（Ⅱ型）。

常见症状为腰背酸痛或周身酸痛、脊柱变形、骨折等，严重影响中老年人的生活质量。

（1）骨质疏松的预防及饮食原则

目前老年骨质疏松症治疗十分困难，比较理想的策略是及早预防：成年后就开始补充钙剂，加强运动锻炼，适当晒太阳促进钙质吸收，配合食疗，多吃富含钙、低盐和适量蛋白质的均衡膳食等。

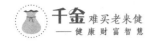
（2）有益于防治骨质疏松的食物

补钙是首要选择。多吃富含钙质的食物，如乳类及乳制品、豆类及豆制品、虾皮、鸡蛋等。配合食用富含维生素 D 的食物，如鱼肝油，促进钙的吸收。但是，如果中老年人患有肾结石及高尿钙，则应谨慎进补含高钙及维生素 D 的食物。

营养膳食与养生口诀

有病后来治，不如先注意；
无疾先预防，省钱省力气。

药食本同源，用法各相异；
药须医生开，食也要合理。

寒热温凉变，饮食顺四季；
辛酸甘苦咸，五味与四气。

咨询找良医，明白其中义；
实时常调理，才有好身体！

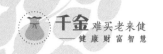

■ 五德财商之本章财德

用钱之德源于仁，保钱之德源于礼

　　我们提倡"勤俭节约"，不仅体现在生活消费习惯上，还体现在对待疾病的态度上。与其生病之后再花大价钱来看病治病，不如在生病前就注重预防和调养。长期建立良好的生活、饮食习惯，懂一些食疗的知识，把养生融入日常饮食中——而这些，并不会花费多少金钱。有了健康的身体，反而能为我们省下很多看病的时间和金钱。"花小钱预防"而非"花大钱挽救"，才是智慧的体现。

　　中医食疗的核心在于"辨证施食"，即要尊重不同个体的客观情况，按照客观规律有区分地调理。顺应天道、尊重规律，永远是最好的养生之道。

本章知识要点

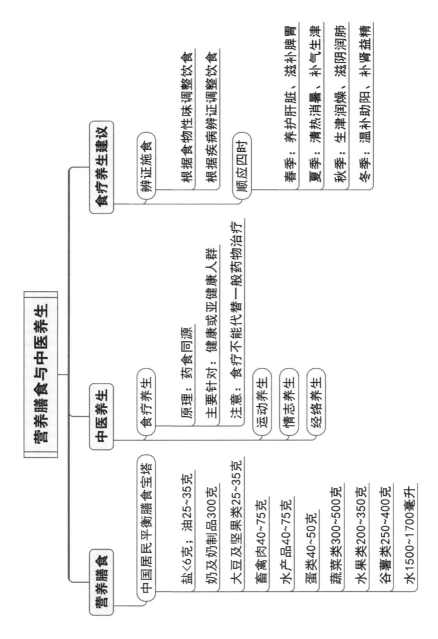

营养膳食与中医养生

营养膳食
- 中国居民平衡膳食宝塔
  - 盐<6克；油25~35克
  - 奶及奶制品300克
  - 大豆及坚果类25~35克
  - 畜禽肉40~75克
  - 水产品40~75克
  - 蛋类40~50克
  - 疏菜类300~500克
  - 水果类200~350克
  - 谷薯类250~400克
  - 水1500~1700毫升

中医养生
- 食疗养生
  - 原理：药食同源
  - 主要针对：健康或亚健康人群
  - 注意：食疗不能代替一般药物治疗
- 运动养生
- 情志养生
- 经络养生

食疗养生建议
- 辨证施食
  - 根据食物性味调整饮食
  - 根据疾病辨证调整饮食
- 顺应四时
  - 春季：养护肝脏、滋补脾胃
  - 夏季：清热消暑、补气生津
  - 秋季：生津润燥、滋阴润肺
  - 冬季：温补助阳、补肾益精

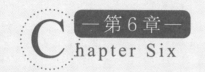

第6章

Chapter Six

运 动 与 健 身

说在前面的话
Speaking of which

众所周知，"生命在于运动"，但中老年人应如何适当运动，则并不一定每个人都清楚。

运动也是一门科学，这涉及什么时间、什么地点，以什么方式运动，以及运动量多大、运动多长时间、运动前后要注意什么问题、运动如何与饮食相配合等许多方面。

如果不顾运动的科学要求，不考虑自身的实际情况而盲目运动，有可能适得其反；不仅不能健身，还可能造成运动损伤或伤害，直接或间接诱发其他健康问题。

比如有些老人喜欢爬山，其他老人也跟着一起爬，看似挺好的，但对那些腿脚不便、膝部损伤的老人，就未必合适；再比如，广场舞看上去人人皆宜，但对那些有高血压或冠心病的老人，却也可能不合适。还有人们常说"饭后百步走，活到九十九"，但饭后立即快走这种方式，对肠胃消化就很不好。

这一章，我们就将一起讨论如何科学、合理运动的问题。

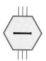

"盲目运动"引发的事故

55 岁的蒋叔曾经是一名运动健将，酷爱踢足球，年轻时几乎每周都要和朋友们去操场踢上一场。成家后，蒋叔却由于工作忙碌，运动也渐渐减少，已经快二十年没有踢过球了。

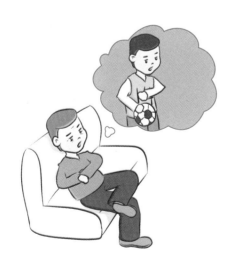

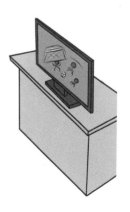

前两天，蒋叔在电视上看到一场足球赛直播，看着绿茵场上运动员们矫健的身姿，他忽然间心痒难耐，想找回二十年前、在操场上挥洒汗水的感觉。

蒋叔抱着儿子的足球来到了附近的足球场，看到一群年轻人在踢球，心血来潮地上前要加入他们的阵营。其中一个小伙子见状，担忧地问："叔叔，我们是在踢比赛呢，您身体能吃得消吗？"蒋叔听后很不服气，回答道："当年我可是运动健将，踢球都是家常便饭，有什么吃不消的，不服就比一场试试！"

比赛说来就来，蒋叔这许久没运动的身体，不一会儿就满头大汗、气喘吁吁；刚开始蒋叔还能跟上年轻人的步伐，

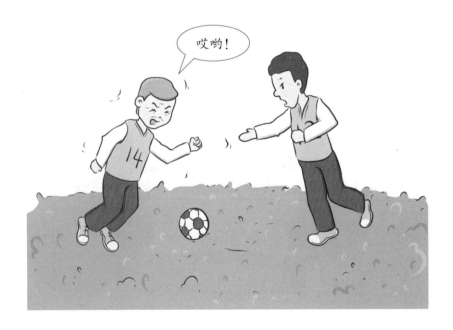

然后就越来越力不从心。眼看比分越差越多，蒋叔一着急，传球时竟然一下子摔倒了，怎么都爬不起来。几个小伙子见状，赶忙把蒋叔送到了医院。

经过一番检查，蒋叔被诊断为左脚脚踝骨折、韧带损伤，被打上了石膏。了解情况后，医生告诫蒋叔，中老年人一定要选择合适的运动项目，避免类似足球比赛、篮球比赛这种激烈的对抗运动，以免对我们的身体造成损伤。

回到家后，蒋叔后悔万分，不应该逞一时之强踢比赛，这下可得休息好几个月了。但他转念一想自己的身体情况，觉得好起来之后，还是应该慢慢运动起来。那么，中老年人更适合哪些运动项目呢？蒋叔于是趁着在家休养这段时间，开始学习与运动相关的科普知识。

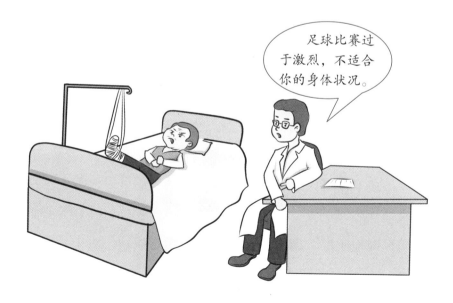

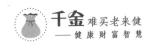
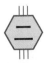

运动与健康的关系

（一）运动的好处

古人很早就意识到运动对健康的重要性。战国末年商人、政治家吕不韦在《吕氏春秋》中曾留下千古名言："流水不腐，户枢不蠹，动也。"人体也需要常常进行合理适度的运动，才能预防和辅助治疗相关疾病，以达到养生的效果。正如我国唐代医药学家孙思邈的观点："养生之道，常欲小劳，但莫大疲，及强所不能耳。"

运动不仅可以缓解压力，释放情绪，还可以改善生理性及病理性心肌肥大、心肌梗死、动脉粥样硬化、心衰等心脏疾病；调控肥胖、糖尿病、脂肪肝等代谢疾病。对中老年人来说，运动主要可以对我们产生以下几种帮助：

1. 运动可以预防心血管疾病

近年来，心血管疾病已经成为对人类危害最大的疾病之一，中老年人一向是重点关注的对象。而通过合适的运动，能够很好地预防这一疾病。

相关研究显示，长时间练习太极拳的老年人，无论是体脂率、肌肉量还是动脉硬化程度都有所改善；其次，运动能使人情绪愉快，而负面情绪的改善对于动脉硬化具有积极的治疗作用。

运动，特别是有氧运动，可以提高心血管血液的输出量，增加心肌收缩率，改善全身的血液供给。运动时心跳会加快，以便在单位时间内搏出更多的血；在停止运动后，由于心脏功能得到锻炼变得强健，心率会比往常更慢。身体健康的老人静息心率较慢是件好事，很多研究都表明，"静息心率越慢，寿命越长"。

另外，有研究显示，运动能防治血脂异常，且不会如药物那样产生胃肠不适、肝转氨酶升高的副作用。这一方式也正受到国内外许多专家学者的关注。

2. 运动可以预防糖尿病

北京大学第三医院通过对就诊的患有 2 型糖尿病的病人进行调查，发现进行达标运动（即平均每次运动时间 ≥ 30 分钟，每周运动 3~5 天）有利于 2 型糖尿病患者的代谢控制，减少糖尿病并发症的发生。

另外，郑州大学第一附属医院通过调查发现，日常进行一些低强度的有氧运动（步行）的糖尿病周围神经病变患者的运动能力增强、疼痛感降低、焦虑抑郁的心理状态得到改善，且患者的生活自理能力和生活满意度均有不同程度的提高。

适量运动、健康教育、血糖监测、饮食治疗以及药物治疗，被称为糖尿病治疗的"五驾马车"。只要患者认真履行医嘱，配合运动，病情一定会得到控制。

3. 运动可以预防运动系统疾病

发生于骨、关节、肌肉、韧带等部位的疾病，被称为运动系统疾病，在临床上十分常见。随着人们生活条件的改善，运动系统的不同疾病的发生也产生了很大的变化。如在 20 世纪 30 至 50 年代，骨结核、骨髓灰质炎等多发，而近年来，骨折、颈椎病、骨质疏松等疾病的发病率却有提高。

有研究对患有骨质疏松症的患者进行运动疗法（太极拳、跑步、散步）和随访，发现按时运动的骨质疏松患者的骨密度明显优于未运动的患者，且差异较大。适当的有氧运动和拉伸运动能够有效预防运动系统疾病。

4. 运动可以健脑、延缓衰老

人们常说"生命在于运动"，而现代医学则认为"生命在于脑运动"，因为人的衰老首先是从大脑开始的。

美国加利福尼亚大学通过对 6000 名 65 岁以上的妇女进行了八年跟踪测试，发现经常锻炼的人出现记忆力衰退的可能性最小。这可能是因为日常锻炼可增加脑源性神经因子的形成，促进神经轴突的生长，进而增强大脑的活力。因此，运动不仅能健身强体，还能起到健脑、延缓衰老的作用。

5. 运动有助于心理健康

运动可以给人们带来快乐的感觉，这是因为运动可以促进大脑分泌多巴胺等因子，这些因子被科学家认为是"快乐分子"。经常运动除能防病治病、强身健体、延缓衰老外，还有利于促进心理健康，有效改善抑郁、焦虑等不良情绪。

2018 年，发布在国际知名医学杂志《柳叶刀》上的一项有关运动的研究表明，运动和人的心理健康有密不可分的关系，尤其能缓解重度抑郁障碍患者的疲劳症状和情绪低落行为，且仅每周锻炼 1 小时就足以看到对抑郁症状的持久益处。研究显示，对普通人心理健康最有利的运动前三位，分别是：团队活动（集体运动）、骑单车和有氧体操。

另外，研究还发现，每周运动超过 6 小时会导致精神健康恶化，这就使得"运动越多越好"的说法站不住脚。因此，对于运动量，我们应有一个正确的认识。研究者建议，每周选 3~5 天、每天锻炼 1 次，每次时长在 45~60 分钟为佳。

通过查阅各项文献，我们把一些常见的运动方式及其保健功能总结为表 1：

表 1　常见运动及保健功能表

运动方式	保健功能
八段锦	增强心肌收缩力，提高肺循环功能，改善血管的弹性状况
广场舞	改善体态，提高生理健康素质和社会适应能力
太极拳	改善身体柔韧素质，提升心肺功能，增强平衡能力
健步走	调节各器官功能，增强腰腿肌力，保护心脏
乒乓球	促进新陈代谢，提高心血管系统耐力水平
羽毛球	改善心血管、呼吸系统疾病，延缓衰老
瑜伽	修身养性、改善柔韧性

除了预防疾病，在疾病的康复治疗方面，运动也能起到积极的作用。20 世纪 50 年代，海外提出了"运动处方"这一术语，于 60 年代末被世界卫生组织（WHO）采用，目前已得到广泛的认可。运动处方，与传统的药品处方不同，医生对患者开具的是"运动计划"，让患者按照运动处方上的运动项目、运动强度、运动时间及频率科学地、有计划地进行身体锻炼，

以达到康复等目的。在美国，运动处方已经被人们所普遍接受。

（二）运动的分类

说到运动，大部分人脑海中浮现的是公园里大妈们跳广场舞的身姿，或是在操场上奔跑着挥洒汗水的学生们，其实这些都只是运动的冰山一角。从宏观来讲，运动可以分为有氧运动、无氧运动和伸展拉伸运动三类。

1. 有氧运动

慢　跑

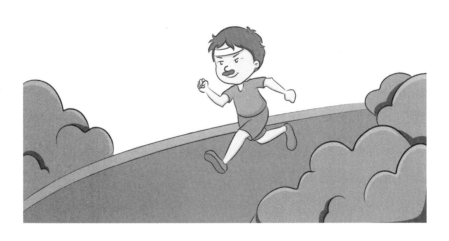

有氧运动又称为有氧代谢运动，是指人体在氧气充分供应的情况下进行的体育锻炼。在运动过程中，人体吸入的氧

气与需求相等，达到生理上的平衡状态，因此它的特点是强度低、有节奏、不中断、持续时间长。

这种锻炼，氧气能充分燃烧（即氧化）体内的糖分，还可消耗体内脂肪。在运动过程中，人体系统内部发生着各种各样的变化。这些变化的产生，是由于运动刺激了体内基础代谢水平的提高，从而引起各功能系统的适应性反应，进而提高呼吸系统、消化系统、神经系统、免疫体统和循环系统的机能。其中，循环系统的变化尤为突出，因为它是其他功能系统正常运作的物质保障。

通常来说，一些中低强度的、可以持续比较长时间的且运动过程中氧气参与比较多的一类运动，被认为是有氧运动。常见的有氧运动项目有：步行、快走、慢跑、滑冰、长距离游泳、骑自行车、打太极拳、跳健身舞、跳绳、韵律操等。

世界卫生组织曾指出："步行有氧运动是世界上最好的运动。"步行有氧运动有助于改善血液循环，降低低密度脂蛋白，降低血压，预防动脉硬化和心脑血管疾病，同时有助于控制血糖，防治糖尿病及骨质疏松症。美国科学家发现，步行有氧运动可以增强大脑的氧气和葡萄糖含量，排出大脑细胞中的坏死物质；增加大脑中的线粒体，增强记忆力，提高思维能力，有助于预防老年痴呆、帕金森病等。研究表明，步行有氧运动是一项适用人群广泛、非常有益于预防衰老的运动，值得提倡。

有氧运动关键在于"质量"："质"就是要求锻炼时，心率达到"有效范围"；"量"就是锻炼时心率要在有效范围内坚持 20 分钟以上，且每周运动 3~5 次。其中：

$$有效心率范围＝（220－年龄）×60\%$$

上面的（220－年龄）为最大心率，乘以 60% 为安全范围。进行有氧运动时，心率保持在最大心率的 60% 以上即可，但不要超过最大心率的 85%，以免发生心脑血管意外；若运动时心率低于最大心率的 50%，则达不到有氧运动锻炼的效果。

对运动时心率的监测，可以使用正规的医疗器材。如果要求不是十分精准，平日也可以使用运动手环或运动手表；如果能设定最高心率，并自动报警的则更佳。

2. 无氧运动

俯　卧　撑

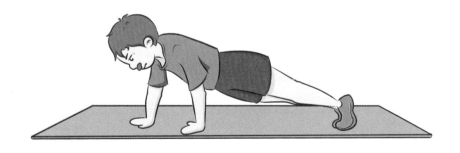

　　无氧运动是相对有氧运动而言的。无氧运动的最大特征是：运动时人体氧气的摄取量非常低；由于速度过快及爆发力过猛，人体内的糖分来不及经过氧气分解，而不得不依靠身体"无氧供能"。

　　无氧供能的总体特点是：供能总量少，持续时间短，功率输出最快，不需要氧气。这种运动会在体内产生过多的乳酸，导致肌肉疲劳不能持久，运动后感到肌肉酸痛，呼吸急促。

人体无氧供能机制

　　无氧供能包括磷酸原系统（ATP－CP）供能和糖酵解供能。ATP－CP供能系统供能特点是：速率快、功率大，在爆发力项目中占主要的供能比例。糖酵解供能在机体短时间大强度运动时占主要供能比例，终产物是乳酸。

　　通常来说，一些强度比较大、持续时间短且过程中氧气参与少的运动则被认为是无氧运动。比如，俯卧撑、举重、拔河、快跑、某些器械训练等。无氧运动主要用于肌肉锻炼，一般不用于中老年人日常锻炼身体。中老年人如果想要进行一些无氧训练，建议在专业人士的指导下进行。

3. 伸展拉伸运动

拉　伸

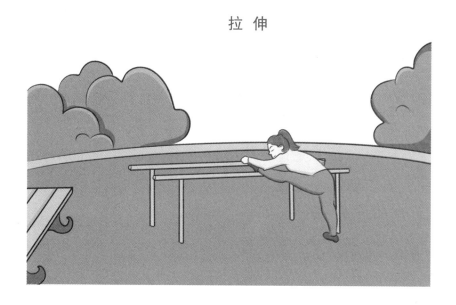

　　还有一类最容易被忽视的运动——伸展拉伸运动。拉伸运动可以使韧带、肌肉、关节与关节之间的配合更加柔和，减少受伤可能性，一般在运动前作为准备运动或者运动后作为放松运动来辅助。在锻炼中加入一些拉伸运动，可以帮助你提高灵活性，减少紧张感，并使锻炼更有效也更安全。对于运动健身而言，进行柔韧性锻炼与有氧运动一样重要。

　　日常活动中，紧绷的肌肉会对邻近的关节造成过度的压力，而且它们本身也很容易受伤。随着年龄的增长，我们的肌肉会变得越来越短，越来越没有弹性。我们需要努力保持和改善我们的肌肉长度。力量训练和有氧运动会增加肌肉的力量，但不会拉伸肌肉，最终容易失去平衡。而身体的不平衡会增加受伤的风险，因为身体的不平衡会导致一些肌肉和关节过度补偿其他紧绷的肌肉，让你无法正常活动。

拉伸运动对日常生活也很重要。随着年龄的增长，诸如系鞋带、抱孩子，哪怕只是从沙发上站起来都会可能变得困难。而拉伸运动可以增加身体灵活性，让人更容易去做这些事情。

科学来讲，以上这三类运动需要我们配合、穿插进行。中老年人的日常运动应该以有氧运动为主、无氧运动为辅，伸展拉伸运动作为运动前、后的准备或放松。

中老年人的运动与健身

步入中老年阶段，衰老过程会逐渐在生理上体现。这个过程不仅体现在外观形态上，还反映在身体的各功能系统的变化。例如肺、肾等器官功能减弱，肌肉和骨骼的灵活性、协调性降低，肌肉力量减弱，等等。这些特点使得咱们中老年朋友在运动时需要顺应身体状况，不能随心所欲。

（一）中老年人运动健身的目标

不同于年轻人追求塑形。中老年人运动的目标在于以下两个方面：

1. 改善耐力水平

如散步、跑步、游泳和骑自行车等一些有氧运动，主要

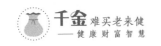
由大肌肉群参与且富有节奏性，能有效地提高中老年人的生活质量。同时，这些运动也是部分人生活的一部分，正所谓在一点一滴中强身健体。

2. 增加肌肉的质量和力量

由于中老年人肌肉和骨骼系统功能的退化，肌力练习对改善骨密度以及整体机能状况显得尤为重要。肌肉的力量和骨骼密度的强化，能够有效地预防中老年人跌倒受伤害的发生。

（二）适合中老年人的运动

人民网曾经在 2019 年发布过三种适合中老年人的运动方式，可以供我们中老年朋友参考选择：

1. 有氧运动

有氧运动对于提高心肺功能非常重要，而且动作一般比较简单，对身体的消耗比较小，如快走、慢跑、柔力球等。

2. 柔韧性练习

随着身体的"老化"，柔韧性也会退步，尤其是颈部、腰椎、脚踝、膝盖、肩膀等部位，而这些部位柔韧性的减退容易引起关节损伤。我们可以进行一些提高身体灵活性以及柔韧性的运动，如瑜伽、太极拳、八段锦等。

3. 抗阻力的运动

每天尝试举起手臂或做蹲起、蹲马步的运动，能够有效地锻炼肌肉群。另外，不管选择何种运动方式，运动前后都要注意拉伸，且动作要缓慢，有助于放松肌肉、消除疲劳感。

另外，国家体育总局官方网站设立了"全民健身"及"健身指导"栏，收录了丰富的健身知识，可供广大中老年朋友学习。我们可以登录国家体育总局网站：http：//www.sport.gov.cn/index.html进行查询。

国家体育总局网站

（三）中老年人运动禁忌与注意事项

中老年人在运动时，需要关注以下禁忌及注意事项：

1. "五禁忌"

禁忌一：忌单独运动。中老年人特别是患有心脏病的老人尽量避免单独行动，以免发生意外。

禁忌二：忌剧烈运动。跑步、跳高、跳远或一些激烈的

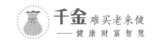

运动会过分消耗体能，极易引发骨折。运动强度应以运动后自我感觉身心舒畅，不过度疲惫为宜。

禁忌三：忌直接运动。运动前，一定要注意做好热身准备，且时间至少在 15 分钟以上，以皮肤微微发热，身体微汗后再循序渐进地投入运动。

禁忌四：忌饭后立即运动。饭后立即运动容易造成消化不良。应该饭后休息至少半小时再开始运动。

禁忌五：忌穿不适宜着装。运动时要穿事宜运动的、宽松有弹性的着装。一定要穿运动鞋，中老年人腿脚不太灵活，若锻炼时不穿运动鞋，容易造成腿部损伤。要特别小心，鞋带松了要及时系好，防止踩着鞋带跌倒。

2. "四注意"

注意一：按时身体检查。中老年人运动前一定要做全面的身体检查，避免过度运动损害身体。

注意二：充足的睡眠。运动需要消耗大量的体力，若睡眠不足还坚持运动，会造成身体过度疲劳。

注意三：运动需循序渐进。运动量应逐渐加大，急于求成易发生意外损伤。

注意四：适量运动。运动强度应以感觉身心舒畅，不过度疲惫为宜。过量运动易造成损伤。

3. 借助心率监测工具掌握运动强度

除了自身对身体的感觉，"心率"即每分钟心跳次数，也是一个很好的日常监测运动强度的指标，我们也可以借助心率监测工具来实时掌握运动强度。目前市场上常见的"运动手环""运动手表"很多都有实时监测心率的功能，价格在几十元到几百元不等，可以让家中的年轻人协助购买和使用。

正如前面讲到的，中老年人进行日常运动最佳的"有效心率范围"，即最大心率的 60% 左右：有效心率范围=（220 — 年龄）×60%。

假设我们今年 60 岁，我们运动时的"有效心率范围"=（220 — 60）×60% = 96 次/分钟；同时，运动时的心率建议不超过最大心率的 85%，即（220 — 60）×85% = 136 次/分钟。

我们运动时，可以根据心率监测仪器实时调整运动强度，将心率维持在这个范围内，就能达到比较好的运动效果，且不至于强度过大。对于有长期运动习惯或是从事运动职业、正常心率较低的人，这个心率范围可以适度向下调整。

财教授实操课堂：
中老年人如何科学运动

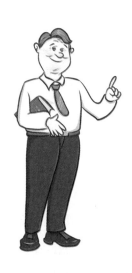

接下来，我们就来为大家介绍一套科学的运动流程，供大家参考：

（一）运动前的规划和准备

1. 运动环境及场地

提前规划好运动环境和场地，对于运动的顺利开展非常重要。冬天气温过低、夏天气温过高，光线过暗、下雨、下雪或雾霾天都不适合进行室外运动；有车流的道路也不适合运动。户外运动应当选择适宜的天气、温度、光线和场所进行，室内运动则可以选择安全设施较为齐全的健身房等场所。

2. 运动装备

运动装备通常包括运动服、运动鞋、运动监测仪器，还有水杯、毛巾等。对于中老年人来说，一套舒适的运动服和一双合脚的运动鞋尤为重要，这能让我们充分舒展开身体，有效减轻运动对关节的不良影响，提高运动的安全性。运动监测仪器，比较常见的是"运动手环"，能够实时监测并记录我们的心率、步数、行动轨迹、跑步距离等信息，对我们把握运动强度能起到很好的参考辅助作用。

（二）运动时的科学流程

1. 热身与拉伸

正式运动前的热身和拉伸，能够提高肌肉温度，让身体尽快适应运动，减少运动损伤的发生。热身可以通过快走、慢跑等方式，拉伸可以通过拉伸操进行。热身与拉伸的时间通常在 10~15 分钟，让身体微微有出汗的感觉，同时躯体四肢感觉到灵活舒展即可。

2. 先力量练习，再有氧运动

对于中老年人来说，适度的力量练习对于肌肉和骨骼都是非常有好处的。在热身之后，我们可以先进行力量练习。适宜于中老年人的力量练习主要有：微蹲、靠墙半蹲、太极拳、健步车、轻重量哑铃等，建议中老年人在专业人士的指导下进行力量训练。力量训练的时间以 20~30 分钟为宜。

有氧运动应该是我们运动的主要形式，包括快走、慢跑、游泳、体操、舞蹈等。进行有氧运动时，控制心率在最大心率的 60%~70% 即能达到较好的锻炼效果。有氧运动的时间以 30~40 分钟为宜。

3. 整理伸展运动

运动后的拉伸环节一定不能忽视，它能够预防运动损伤、促进肌肉肌腱恢复、防止肌肉酸痛疲劳。拉伸要采取"拉着不动"的静态拉伸，而不能"一弹一弹"地拉伸。运动后，单个部位的静态拉伸维持在 20 秒左右即可；若拉伸时间过长，超过 60 秒，则不利于我们的身体恢复。

（三）运动后的注意事项

1. 运动后洗浴

运动后不要马上沐浴，建议至少休息半个小时以后再洗澡。洗澡时切忌水温过冷或过热。中老年人运动后如果洗冷水澡，会刺激血管使之立即收缩、血液循环阻力加大，机体抵抗能力降低，人容易生病；洗热水澡则会继续增加皮肤内的血液流量，导致心脏和大脑供血不足，轻者头晕眼花，重者虚脱休克，还容易诱发其他慢性疾病。采用温水沐浴是最合适的方式。

2. 运动后补充营养

运动后，除了需要及时补充水分，我们还可以适当吃一些食物来补充身体的消耗。例如蔬菜水果、面包片、牛奶酸奶、瘦肉等。切忌运动后暴饮暴食或喝酒，吃辛辣的食物，否则不利于我们身体的调整恢复。

运动与健身口诀

目标长寿保健康，科学运动不可少；
运动之前要热身，伸展拉伸很重要。

有氧运动为最佳，有效心率控制好；
每天三到四刻钟，散步太极或慢跑。

循序渐进不可急，无氧运动要指导；
坚持运动好处多，身心愉悦缓衰老。

保钱之德源于礼

生命在于运动。人类的身体在两百万年的进化过程中，充分适应了以狩猎、采集、农耕为主的日常生活状态，这样的生活状态伴随着的是常年富有强度的体力运动。可以说，我们的身体本质上是为了适应运动而生的。现代科技的迅猛发展，让我们远离了野外求生的艰险，但同时，我们的身体也常常无法得到足够的锻炼。久坐、熬夜、暴饮暴食等不良习惯，也让现代人出现了各式各样的身体问题。

唐宋八大家之一的欧阳修，提出了"以自然之道，养自然之身"的理念。要让我们的身体恢复健康活力，就要回归到"保持运动"的"自然之道"上去。每个年龄阶段，身体的状态、能够适应的运动方式和运动强度都有所不同。我们应当充分尊重人体和个体不同阶段的客观状况，通过科学、适宜的运动，来达到强身健体的目的。

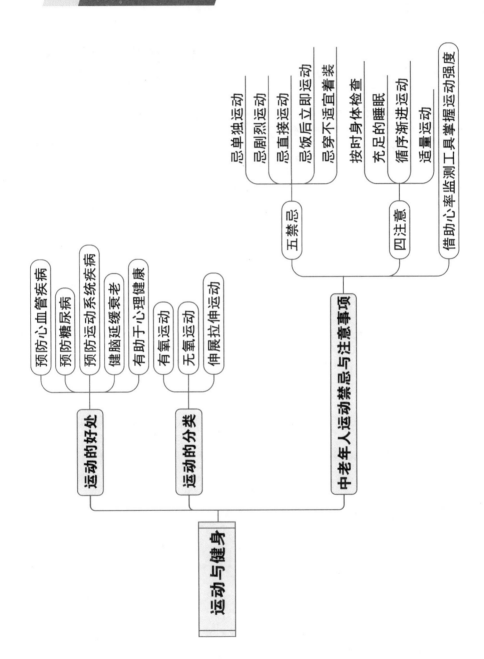

本章知识要点

忌单独运动
忌剧烈运动
忌直接运动
忌饭后立即运动
忌穿不适宜着装

按时身体检查
充足的睡眠
循序渐进运动
适量运动

借助心率监测工具掌握运动强度

五禁忌

四注意

预防心血管疾病
预防糖尿病
预防运动系统疾病
健脑延缓衰老
有助于心理健康

有氧运动
无氧运动
伸展拉伸运动

运动的好处

运动的分类

中老年人运动禁忌与注意事项

运动与健身